Anouar Jarraya
Manel Kammoun

COVID-19 e gravidez

Anouar Jarraya
Manel Kammoun

COVID-19 e gravidez

ScienciaScripts

Cover image: www.ingimage.com

This book is a translation from the original published under ISBN 978-620-6-71773-7.

Publisher:
Sciencia Scripts
is a trademark of
Dodo Books Indian Ocean Ltd. and OmniScriptum S.R.L publishing group

120 High Road, East Finchley, London, N2 9ED, United Kingdom
Str. Armeneasca 28/1, office 1, Chisinau MD-2012, Republic of Moldova, Europe
Printed at: see last page
ISBN: 978-620-7-92447-9

COVID 19 EM GRAVIDEZ

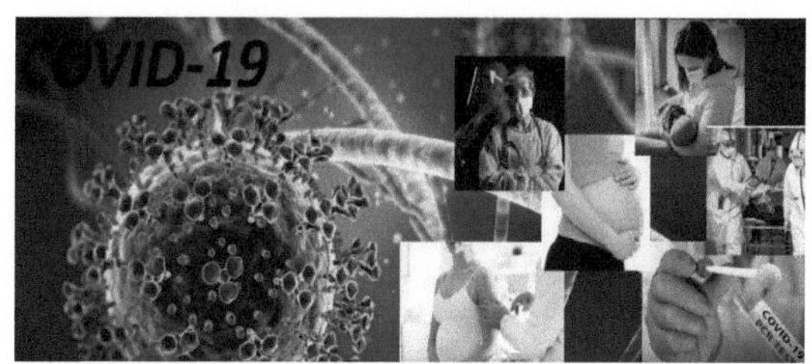

AUTORES :

SENHOR. ANOUAR JARRAYA DR. MACHO PENTEAR

ÍNDICE

1- INTRODUÇÃO

COVID-19 é uma doença infecciosa causada pelo novo coronavírus SARS-CoV-2 Quem Leste apareceu Para lá primeiro vezes tem Wuhan (China) em Dezembro de 2019 E Quem isso é propagado rapidamente Em O mundo inteiro E causa a do mais perigoso crises sanitário o que tem conhecido humanidade. Esse vírus tem verão tem a origem para vários ondas epidemiológico E ele n / D não parou de sofrer mutação desde que ele é de um vírus RNA, declarando assim várias cepas de virulência e contagiosidade variadas BOAS que O SARS-CoV-2 tocar todos O fatias de idades, o que que qualquer género, é mais grave e pode levar à morte, especialmente em situações frágeis como os idosos ou aqueles que sofrem de comorbilidades e aqueles que sofrem de imunossupressão. As mulheres grávidas também fazem parte deste grupo de pessoas frágeis e são reconhecidamente vulneráveis aos vírus em geral (1).

Com efeito, durante a gravidez, as mulheres sofrem alterações fisiológicas que afectam o sistema respiratório através da redução das reservas pulmonares, associadas a um maior consumo de oxigénio com uma edema da membrana mucosa estradas respiratório Quem poderia induzir um maior morbidade respiratório em caso infecção do caminhos respiratório superior (2). Além disso, alterações fisiológicas no sistema imunológico provocam uma diminuição da imunidade celular causada pela redução da eficácia E de número do células de imunidade inato (macrófagos, Assassino natural (NK), células dendrítico) Por isso que linfócitos T (3), Esse Quem pode tornar as mulheres grávidas mais vulneráveis a vírus respiratórios ou outras infecções que exijam imunidade celular. Foi notificada uma gravidade particular para o vírus da gripe H1N1, por exemplo (4,5).

É importante ressaltar que nas gestantes a COVID-19 aparece com uma grande variedade de apresentações clínicas com um avaliar não desprezível de complicações pode colocar em jogo O prognóstico funcional E vital do pacientes.

As manifestações clínicas são geralmente dominadas por febre, tosse, distúrbios gastrointestinais e às vezes por sinais otorrinolaringológicos . Assim, diversas complicações têm sido relatadas como síndrome do desconforto respiratório agudo (SDRA), insuficiência renal, acidentes tromboembólicos, E Às vezes até do falhas multivisceral Quem provavelmente terão impacto O prognóstico materno E fetal (6). Esses complicações são especialmente mais frequente e grave em gestantes com comorbidades na gravidez Ou Não gravídico Ou tendo A déficit imune, a infecção por SARS-CoV-2 pode treinamento do pinturas clínicas extremamente sério responsável de um fracasso multi-visceral (7). O estádio de gravidade de doença E dela caráter evolutivo pode guiar lá soquete em cobrar E até O moda parto : O sofrimento fetal devido à hipóxia materna grave ou pré-eclâmpsia grave associada ou intolerância ao parto deve indicar extração fetal de emergência por cesariana (7). Da mesma forma, considera-se a cesariana de emergência em caso de resgate materno diante de SDRA grave ou falência de múltiplos órgãos, com o objetivo de melhorar a adaptação da mulher à infecção viral (8). Atualmente, o parto vaginal é fortemente recomendado por O empresas estudiosos se O dados clínicas E obstetrícia estão dentro Favor com menos de risco piorando Jardim da infância, Todos em em contenção perceba isso O riscos de transmissão vertical fetal E de alcançar de funcionários de saúde (9).

ELE deve Também menção que lá doença COVID 19 tem evoluiu com evolução após as mutações sofridas pelo SARS CoV2 que foram a causa do aumento da contagiosidade E de menos virulência com O tempo. Em mais, a vacinação anti-COVID-19 tem intercâmbio O manifestações clínicas de lá doença Por isso que prognóstico das parturientes afetadas e impacto materno-fetal. Além disso, o suporte está atualmente bem codificado.

2- MUDANÇAS FISIOLÓGICO NO CURSO DE LÁ GRAVIDEZ E COVID 19

As mulheres grávidas são consideradas vulneráveis às infecções virais e particularmente ao SARS-CoV-2 dadas as características fisiológicas e imunológico o que sofre (10). Ela Leste caracterizado por a aumento do consumo de oxigênio, explicado pelo aumento de peso e aumento do metabolismo de base permitindo de responder para necessidades fetais. Outro ir, a capacidade pulmonar e as reservas de oxigênio são reduzidas após alterações anatômico reduzindo mobilidade do diafragma E lá complacência torácica (8.9). Esse explicar O risco de dessaturação rápido E profundo em casos de danos pulmonares pelo vírus (10,11).

Em mais, sobre O plano hemodinâmica, lá mulheres grávida sabe a aumento de lá volume aumentou No 3° trimestre, associado tem a anemia de diluição E vasodilatação periférica com hiperpermeabilidade capilar, favorecendo assim edema intersticial (12). O SARS-CoV-2 Quem tem a afinidade Para os caminhos respiratório ir trem a reação inflamatório importante mediado por um trovoada citocina (a secreção inapropriado de citocinas) Quem mira para ligar para o células de imunidade inato (macrófagos E polinuclear) em direção a O alvéolos, que piorará o edema pulmonar e corre o risco de destruir a barreira alvéolo-capilar, levando à SDRA (13,14) (Figura 1).

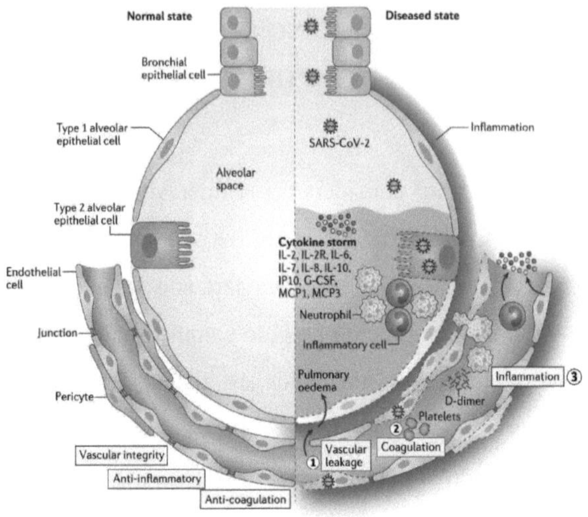

Figura 1: Fisiopatologia de ARDS E disfunção endotelial Em COVID-19 (15)

Lá reação inflamatório intenso ir habilitar em mais O células células endoteliais dos capilares pulmonares, o que promove ainda mais a passagem de fluido e células imunológicas em direção ao alvéolo com o liberar de carteiro tecido por as células endoteliais podem ativar a agregação plaquetária. Esta reação se soma ao efeito pró-coagulante da interleucina 6, que poderia desencadear um processo de trombose nesses capilares em um campo conhecido por sua hipercoagulabilidade (aumento da síntese de fatores e inibição fibrinólise) e pela estase sanguínea que expõe a gestante a um risco adicional de acidentes tromboembólicos (15,16) (Figura 2).

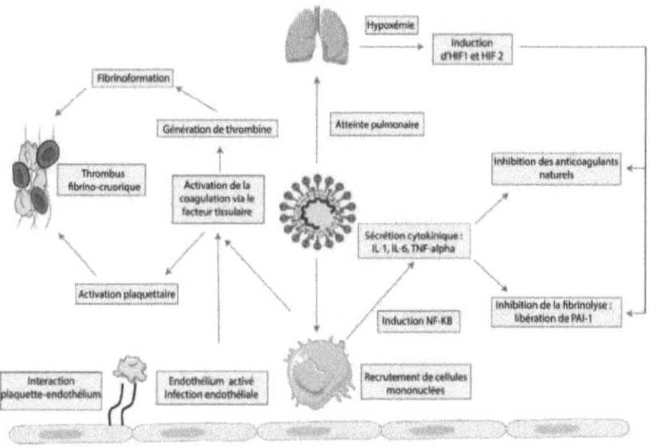

Figura 2 : O mecanismos de lá coagulopatia vinculado tem lá COVID-19 (16)

Em consideração, O placenta, Quem Leste a interface intercâmbio entre lá mãe E O feto, apresenta os receptores para enzima conversora de angiotensina-2 (ECA-2) alvo da proteína S do SARS-CoV-2, o que argumenta a favor do risco de transmissão vertical e também a favor do risco de infecção placentária e endotelial disfunção que afeta a vasculatura placentária (15) (Figura 3). Por O mesmo mecanismos, ele existir A risco de microtrombos principal tem isquemia placentária causando sofrimento fetal e "síndrome semelhante à pré-eclâmpsia" (15,16, 17).

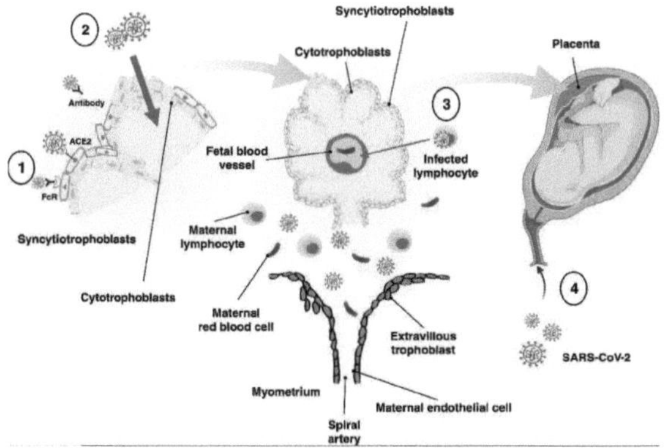

Figura 3 : Mecanismos E riscos de lá transmissão vertical (15)

Sobre O plano imune, Para adaptar tem lá enxerto semi-alogênico que constitui o feto, o sistema imunológico experimenta modificações da imunidade inata, desempenhando o papel de células apresentadoras de antígenos essenciais para a diferenciação do células de imunidade adaptativo, por lá diminuir de número e de lá habilidade de fagocitose do macrófagos, do células dendrítico E NK. Imunidade celular Leste também tocado seguindo tem A desequilíbrio entre Linfócitos T auxiliares 1 e 2 (Th1/Th2). Este perfil imunológico específico, no qual predominam as citocinas do tipo auxiliar 2, favorecerá a imunidade humoral em detrimento da imunidade celular e resultará na incapacidade de eliminar células infectadas devido à falta de linfócitos T citotóxicos. No entanto, a resposta de esposa grávida para vacinação é respeitado porque o Produção anticorpos pelos plasmócitos, provenientes de linfócitos B diferenciados sob o efeito do citocinas do Th2, Leste mantido E O passagem de esses anticorpo tem através de placenta Leste AGORA confirmado (18). Esse imunidade adquirido passivamente falar recém-nascido poderia O proteger durante um pouco mês Depois dela aniversário (19).

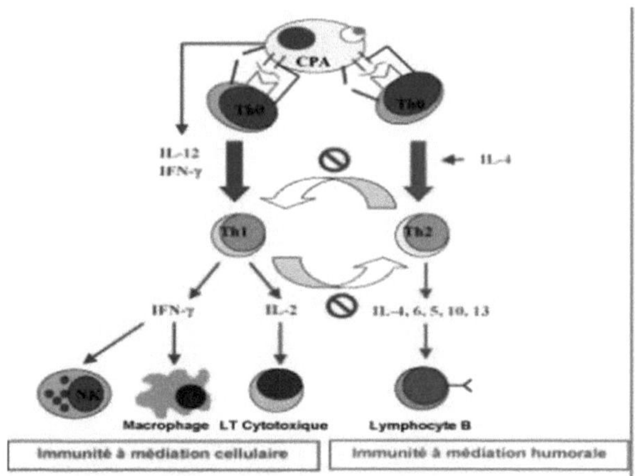

Figura 4 : Conquista de imunidade celular na casa de lá mulheres grávida e impacto no COVID-19

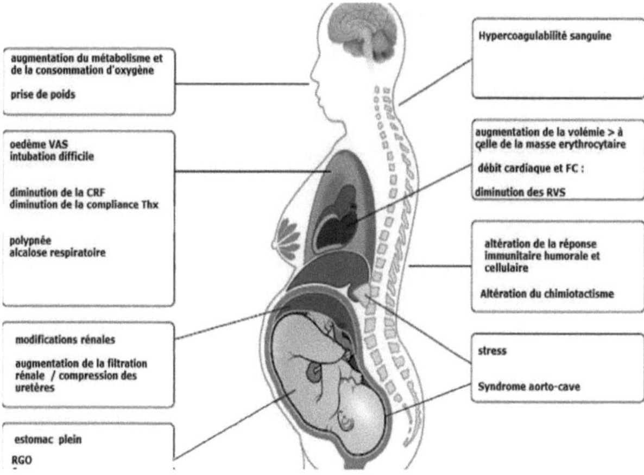

Figura 5 : Mudanças fisiológico No curso de lá gravidez E COVID 19

3- EPIDEMIOLOGIA E ASPECTOS VIROLOGICO

O SARS CoV2 é caracterizado pela sua proteína spike (Prot S), que tem a capacidade de reconhecer o receptor ACE na superfície da célula hospedeira. A passagem do vírus dentro da célula ocorre através de proteínas facilitadoras como a TMPRSS2. Esse passagem Leste OBRIGATÓRIO Para lá replicação viral E lá manifestação da doença (figura 4).

Desde o seu aparecimento, o SARS-CoV2 continuou a sofrer mutações. Na verdade é um vírus tem ARN Quem se caracteriza por do erros durante de lá replicação viral o que é feito através da máquina da célula hospedeira. Estas mutações estiveram na origem das diferentes variantes de vírus Quem ter verão tem a origem do diferente ondas Quem atingiu o mundo (Figura 5).

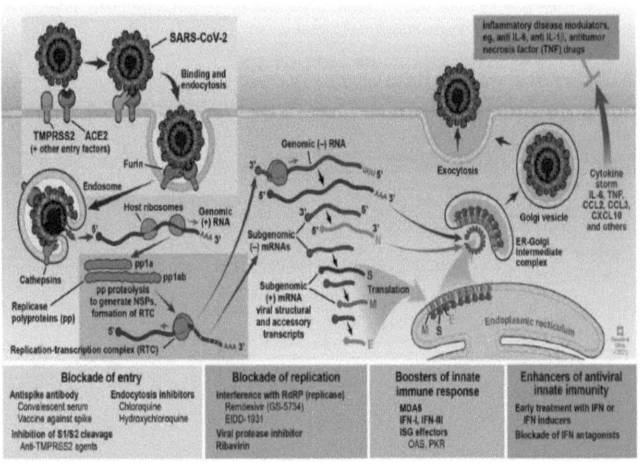

Figura 6 : replicação viral de SARS CoV2 E desvio de lá máquina da célula hospedeira. (20)

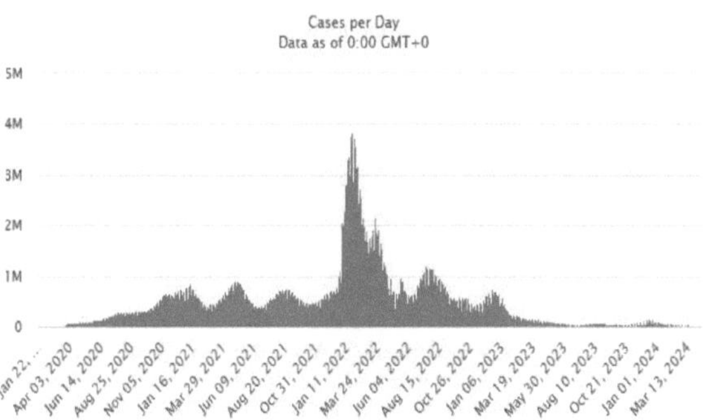

Figura 7 : evolução de lá COVID 19 em ondas

(https://www.worldometers.info/coronavirus)

Diversos variantes ter verão anunciado : alfa (B.1.1.7), Beta (B.1.351), Gama (P.1), Delta (B.1.617.2) e, finalmente, o Omicron (B.1.1.529). Essas variantes apresentam patogenicidade (virulência) e contagiosidade diferente e muito variável. Além disso, a variante Omicron do SARS-CoV-2 (B.1.1.529), detectada para a primeira vez em novembro 2021, caracterizado por A poder de contágio sem anterior. Esse Quem tem fazer dela lá variante lá mais difundido no mundo Alguns meses Depois dela aparência, excedendo de longe as variantes anteriores como que lá variante Delta (B.1.617.2) (21,22). Mas parece causar uma doença aguda menos grave com baixo risco de progressão em Síndrome de Sofrimento Respiratório Agudo (ARDS) por relatório a outras cepas anteriores, pelo menos em populações vacinadas (21). Atualmente, alguns acreditam que esta cepa chamada “Omicron” indica o fim da pandemia, embora o COVID-19 persista (21). Em frente lá grande virulência E O avaliar de morte muito importante Em a onda delta que apresentou o pico da doença onde o sistema de saúde ficou sobrecarregado em vários países do mundo, os autores consideram 3 fases da doença (tabela 1)

ondas pré - delta -alfa. (B.1.1.7) -Beta. (B.1.351) - Gama (P.1)	Baixo contágio favorecido pelo confinamento e pelo pânico da doença promovendo o uso dos meios de proteção individual e isolamento dos pacientes afetados mas uma mortalidade elevada sobretudo na casa das mulheres oradoras.
Há onda delta Delta. (B.1.617.2)	Se caracteriza pelo pico da doença com agravamento do número de casos enquanto a vacinação ainda não está generalizada sobretudo no país em desenvolvimento
Ondas pós-Delta " Ómicron » (B.1.1.529)	Estas ondas caracterizam-se pela redução das formas graves e do número de internamentos, o que poderá estar ligado à generalização da vacinação e ao aparecimento da imunização passiva na população. Não vacinado, mas com quem teve contato AS variantes anteriores.

Pintura 1 : características do ondas de lá COVID 19 na casa de tem mulher grávida

No entanto, deve-se ter cautela quanto ao impacto desta nova variante na do pacientes tem alto risco, tal que O mulheres alto-falantes (23), E esse apesar do papel da vacinação na redução da gravidade das formas clínicas. E o prognóstico da doença. Também é prudente levar em consideração a eficácia das vacinas contra esta variante caracterizada por um alto risco de fuga vacinal ou evasão imunológica (22).

4- DEMONSTRAÇÕES CLÍNICAS DE LÁ COVID 19 NA CASA DE LÁ MULHERES GRÁVIDA

No começo do pandemia, de muitos questões se são perguntou sobre os efeitos do COVID-19 em mulheres grávidas, especialmente se a gravidez aumentar lá sensibilidade tem a infecção por O SARS-CoV-2, se O mulheres mulheres grávidas eram mais propensas a ter doença grave e se a infecção por SARS-CoV-2 aumentou O risco de questões desfavorável Para lá gravidez. Ele sim tive também muitas discussões que enfocam o modo de entrega se estiver condicionado por lá gravidade de lá doença E O papel de moda entrega para evitar a transmissão do vírus. Neste contexto, a série de literatura que descreve O resultados materno E fetal tem lá seguindo de esse infecção, ter mostraram resultados muito variados e até tendenciosos porque os meios oferecidos para apoio e acesso aos cuidados podem variar de um país para outro sem levar em consideração a noção de diferentes variantes de SARS-CoV-2, tendo um Poder para contágio e virulência variável (24). De onde vem a necessidade de descreva as características clínicas, orgânico E radiológico de lá COVID 19 na casa de de mulheres grávidas tendo em conta o país e a vaga, para procurar factores de risco para formas graves e para avaliar a morbilidade e mortalidade materna. Estudos que focam tanto dados maternos quanto fetais estão mais presentes na literatura e contribuem para enriquecer o conhecimento tem Esse assunto E presente A trazer considerável Para lá prático. Além disso, a busca por fatores de risco para as formas graves continuam essenciais e têm grande impacto clínico, principalmente na informação ao paciente sobre o prognóstico e na tomada de precauções durante o tratamento, como a reserva de vaga na terapia intensiva. Sintomas relatados em caso de infecção por COVID-19 em uma mulher grávida não é não diferente de que descrito em fora de lá gravidez. O grande maioria do mulheres nascer sentiria que de luz sintomas de rinite ou A síndrome da gripe banal com potencialmente do tosse, mais raramente febre ou dispneia. A tríade tosse, febre e dispneia é muito sugestiva de COVID-19. Zohra S Lassi et al (24), realizaram uma revisão sistemática da literatura e uma meta-análise em 31.016 mulheres grávidas afetadas pela COVID-19. Os 62 estudos incluídos vieram de 44 países pertencentes a 6 continentes, enquanto que fechar de lá metade (42,5%) do caso eram assintomático. Os sintomas mais relatados foram tosse (51,5%), febre (44,1%), astenia (26,7%) e anosmia/ageusia (25,1%). Outros sintomas comuns relatado incluído lá dispneia (24,1%), mialgia (20,7%), dor de garganta (18,1%) e náusea/vômito (14,2%). Isto poderia ser explicado pelo grau de triagem e pela disponibilidade de meios para realizá-la .

Sara Nilkece E tudo (25), fiz um outro análise sistemático literatura e uma meta-análise incluindo 34 Unid com 412 mulheres mulheres grávidas infectadas pelo SARS-CoV-2. Os sinais e sintomas mais comuns foram febre (49,7%), dispneia (31,5%), tosse (26,5%), astenia (8,2%), mialgia (7,0%), lá diarréia (4,8%) E odinofagia (3,6%). O resultados biológicos maioria correntes eram : elevação de lá PCR (37,8%), linfopenia (20,3%), leucopenia (14,2%) e neutrofilia (5,5%). Quanto aos resultados radiológicos por tomografia computadorizada ou radiografia de tórax, 51,4% das gestantes apresentaram imagem em vidro fosco característica de pneumonia viral e 51,5% tiveram comprometimento pulmonar bilateral. (25). Na nossa série, o recorrer a Digitalizar torácico era limitado a pacientes com formas graves ou com suspeita de embolia pulmonar, Esse Quem explicar O avaliar menos importante de explorações especialmente em mulheres grávidas. Jianhua Chi et al (26), realizaram uma revisão sistemática da literatura e uma meta-análise resumindo as características clínicas e os resultados materno-fetais. Este estudo incluiu 230 mulheres grávidas. Os sintomas mais comuns entre eles foram febre (59,05%) e tosse (54,76%). Mialgia, falta de ar, cefaleia e diarreia foram observadas em 12,75%, 11,90%, 11,35% e 5,06% dos pacientes, respectivamente. Pelos exames biológicos, 40,71% dos pacientes desenvolveram linfopenia. A contagem de plaquetas mostrou trombocitopenia em 4,03% das gestantes. As concentrações plasmáticas de transaminases, PCR e Dímeros D estavam respectivamente elevadas em 25%, 64,34% e 82,14% dos pacientes. A outro análise sistemático de lá literatura E a meta-análise feito por Farida Elshafeey E tudo (27), tem identificado 33 estudos original Incluindo 385 mulheres afetado por lá COVID 19 durante lá gravidez e ou parto. Dos sintomas No momento de diagnóstico ter verão relatado na casa de lá majoritariamente do mulheres (92,5%). Vamos notar que O sintomas O mais freqüente eram : lá febre (67,3%), o tosse (65,7%), lá dispneia (7,3%), lá diarréia (7,3%), O doenças de garganta (7,0%), astenia (7,0%) e mialgia (6,2%). Outros sintomas foram relatados em menos de 5% do mulheres que incluído congestionamento nasal, erupção cutânea, O escarro produtivo, O doenças de cabeça, O desconforto e a perda de apetite. Então, O resultados orgânico incluído a elevação do Dímeros D em 22,3% dos casos, elevação da PCR em 18,7% dos casos, linfopenia em 14,0%, ligeiro aumento das enzimas hepáticas (AST (5,7%), ALAT (5,45%)) E a trombocitopenia na casa de 1,0% do mulheres. A imagem do tórax foi realizada em 41,8% das mulheres. Mas os dados utilizáveis só estavam disponíveis para 32,5% dos casos. Características típicas da TC de tórax foram observadas bilateralmente em 79,2% das mulheres e unilateralmente em 17,6%. Nenhuma anormalidade na TC de tórax foi relatada em 3,2% das mulheres (63). Às vezes é notável que haja do variações do sinais clínicas do doença de um Series tem o outro. Isso deve ser interpretado de acordo com o período do estudo porque o vírus sofreu mutações e tem dado diversos variantes tendo do sintomas diferente (6), isso pode ser devido à seleção dos pacientes, onde alguns estudos incluíram formas assintomáticas que não necessitaram de internação. Ele está claro que as manifestações clínicas da doença variam em gravidade de um assunto tem A outro E esse poderia ser explicar por O Status imune E podem ser fatores genéticos ou a carga viral durante a contaminação, mas certamente os diferentes pinturas de gravidades nos permitirão de estratificar a gravidade da doença. Critérios objectivos podem ser úteis, excepto que se deve salientar que a sintomatologia tem um aspecto evolutivo, particularmente em mulheres grávidas que podem ter uma rápida deterioração do seu estado clínico e podem passar de uma forma menor para uma forma crítica num curto espaço de tempo. de tempo que exige acompanhamento e avaliação contínuos do quadro clínico das parturientes . Também deve ser mencionado que não existe um cronograma para o início dos sintomas ou para a evolução ao longo do tempo porque certas formas da doença se manifestam diretamente através de complicações. As complicações tromboembólicas são a causa do aparecimento da doença com flebite nos membros inferiores, embolias pulmonares por vezes imediatamente maciças ou mesmo tromboflebite cerebral. A incidência destes acidentes tromboembólicos foi mais acentuada durante a onda Delta. Vamos lembrar Também que lá pré-eclâmpsia talvez A sintoma de lá COVID 19 que pode causar trombose na circulação vilosa e levar à isquemia placentário. Outras complicações neurológicas, como Guillain Barré ter verão associado tem lá COVID 19 Sobre tudo durante de lá aceno " Ómicron » (23).

	Groupe « Delta » n= 84	Groupe « Omicron » n= 45	Valeur de p
Asymptomatiques (%)	3 (3.5%)	10 (22.2%)	0.001
Toux	64 (76.1%)	27 (60%)	0.032
Fièvre	58 (69%)	17 (37.7%)	0.001
Maux de tête et asthénie	51 (60.7%)	25 (55.5%)	0.314
Dyspnée	31 (36.9%)	7 (15.5%)	0.021
Signes Digestifs (nausée, Vomissements, diarrhée..)	18 (21.4%)	6 (13.3%)	0.208
Autres (maux de gorge , Rhinorrhée , anosmie et Agueusie)	9 (10.7%)	2 (4.4%)	0.194
Pré-éclampsie	18 (21.4%)	12 (26.6%)	0.375
Anémie	11 (13%)	11 (24.4%)	0.133
Cytolyse	11 (13%)	7 (15.5%)	0.419
Thrombopénie < 50000	0 (0%)	1 (2.2%)	0.176
Signes radiologiques > 50% (oui/non)	7/5	3/0	0.266
Besoin en O2 < 6L/min	37 (78.7%)	13 (86.6%)	0.008
Besoin en O2 > 6L/min	7 (14.9%)	0	0.233
Besoin en O2 > 15L/min Techniques avancées (Optiflow ou CPAP)	3 (6.4%)	2 (13.4%)	-
Admission en unité de soins intensifs	2 (2.3%)	3 (6.6%)	0.230

Pintura 2: comparação entre lá variante delta E Ómicron No durante gravidez (21):

Clínicas de formas	Definição
Assintomático	- PCR ou teste rápido positivo sem nenhum sinal clínico
Forma menor	Não é pneumonia Tosse seca leve Desmaios, dores de cabeça, dores musculares Sinais ORL: faringite Anosmia, ageusia, não dispneia
Forma moderada	- Pneumonia sem sinal de gravidade - Tosse, constrangimento respiratório - França < 30 cpm - SpO2 ≥ 94%
Forma severa	Dispneia FR ≥ 30 cpm E ou SpO2 < 94% tem o ar ambiente
Forma crítica	Angústia vital, Estado de choque, sepse Todas as falhas de órgãos Necessidade de assistência respiratória invasiva ou não invasiva .

Pintura 3 : Classificação do formas clínicas

AA: ar ambiente; SpO2 : saturação pulsado em oxigênio; França : frequência respiratório; cpm : ciclos por minuto; A avaliação de lá gravidade de lá doença Leste basicamente clínico. No entanto, outros fatores biológicos e radiológicos podem ser levados em consideração. consideração. Parece que idade > 35 anos, IMC > 30 mg/m2, pré-eclâmpsia, atraso na toma em cobrar E hospitalização, lá dispneia, lá citólise E o ataque pulmonar > 50% na TC de tórax foram identificados como fatores de risco para COVID-19 grave durante a gravidez (22). Em alguns estudos, as comorbidades pulmonares e outras pré-existentes (hipertensão e diabetes) foram os principais fatores de risco em gestantes e na população em geral.Manon Vouga E tudo (28), ter realizado a estudar prospectivo investigando O resultados maternos e fatores de risco para formas graves em mulheres grávidas afetado de lá COVID 19. Esse estudar tem incluído 1079 parturientes . Numa análise multivariada com ajuste para fatores de risco para gravidade da COVID-19, comorbidades pulmonares, distúrbios hipertensivos e diabetes foram significativamente associados a um risco aumentado de desfechos maternos graves. A meta-análise recente feito por John Alocar E al. Incluindo 435 estudos mostrou que o aumento de idade materno, IMC aluno E lá pré-eclâmpsia eram associados tem a COVID 19 forte No curso de lá gravidez, Esse o que foi comparável aos nossos resultados (29).

Celso Tutiya et al realizaram um estudo unicêntrico incluindo 114 mulheres. Idade gestacional No momento de diagnóstico > 35 DELA, idade materno > 34 anos também foram relatados como fatores de risco para gravidade (30). Parece que O 3° trimestre de gravidez presente A critério de gravidade relacionado às alterações fisiológicas acentuadas no final da gravidez.

Em além do mais, Nós ter observado que O prazo final entre O começo do sintomas e hospitalização era A carteiro de gravidade. Esse contexto reflete lá dificuldade de acesso a hospitais em países em desenvolvimento durante as ondas de COVID-19. Estudo realizado por Mariane O Menezes et al no Brasil, mostrou que etnia preto, vivo em área periurbano, sem nenhum acesso No sistema de cuidado de saúde de país, Ou vivo tem mais de 100 quilômetros de o hospital, foi associado ao aumento do risco de morbidade materna e mau prognóstico (31). Resultados semelhantes foram relatados nos Estados Unidos e na Grã-Bretanha, onde categorias social O mais destituído eram vítimas do formas O mais severo doença devido para dificuldades no acesso Cuidado e automedicação (32,33). Yanyan Wu et al (34), realizaram uma meta-análise incluindo 45 estudos, que mostraram que pacientes que sofriam de formas graves apresentavam uma incidência significativamente maior de transaminases anormais na admissão em comparação com mulheres com formas moderadas e paucissintomáticas . A conquista pulmonar de > 50% se presente como A carteiro preditivo efeitos colaterais sério. O papel de lá Tomografia computadorizada Para avaliar do danos pulmonares e predição de formas graves já foram relatados em alguns estudos. A extensão das lesões foi correlacionada com o risco de hipoxemia, por ataque direto de o trocador durante do ARDS, Quem Leste envolvido Em lá fisiopatologia das falências de múltiplos órgãos observadas durante a COVID-19 (35,36,37). A meta-análise mais recente e ampla, publicada recentemente por Smith, incluindo o dados de 21977 pacientes de 33 país, encontrar que na casa de O mulheres alto-falantes com A SARS-CoV-2, A OURO tem 2.13 (IC 95 % : 1,53–2,95) Para O taxa de admissão em unidade de Cuidado intensivo, tem 2,59 (IC 95 % : 2,28–2,94) Para ventilação invasiva e 2,02 (IC 95% 1,22–3,34) para ECMO em comparação com mulheres Não grávida com lá COVID-19. Em comparando Próximo para gestantes não infectadas, a taxa de mortalidade aumentou com um OR de 2,85 (IC 95 % : 1,08–7,52), O avaliar de transferir unidade de Cuidado intensivo também com OR de 18,58 (IC 95%: 7,53–45,92) e houve mais partos prematuros com OR de 1,47 (IC 95%: 1,14–1,91) (38)

- Age de la parturiente > 35 ans
- Comorbidités : obésité, HTA, Diabète
- 3ème trimestre de grossesse et le péri partum
- Accouchement par césarienne
- Facteurs génétiques
- Accès au soins limité (catégories sociales pauvres et ditance par rapport à l'hopital > 100 Km) et Automédication
- Formes cliniques sévères avec défaillance multi-viscérale
- La variante Delta par rapport à l'Omicron
- Perturbations biologiques (Troubles ionique, insuffisance rénale, cytolyse croissante, D-Dimères très élevés)
- TDM : étendue de la pneumonie > 50%.

Pintura 4 : Recapitulação sobre O Fatores de riscos Para O formas graves de COVID-19 durante a gravidez

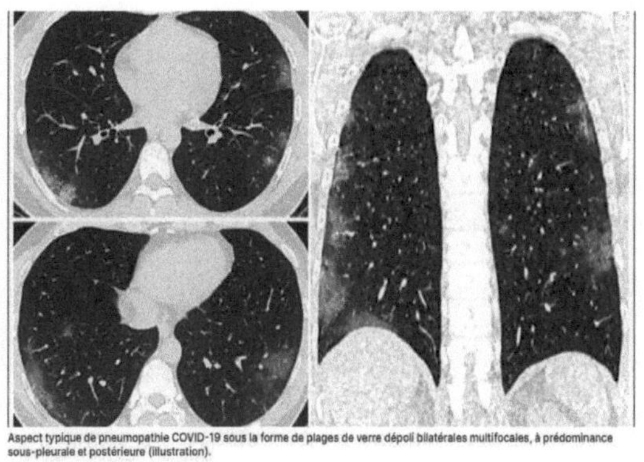

Aspect typique de pneumopathie COVID-19 sous la forme de plages de verre dépoli bilatérales multifocales, à prédominance sous-pleurale et postérieure (illustration).

Figura 8 : Aparência radiológico de lá COVID 19.

5- MORBI-MORTALIDADE JARDIM DA INFÂNCIA E FETAL VINCULADO TEM LÁ COVID 19

5.1. Complicações específico de lá gravidez : lá pré-eclâmpsia

Lá ocorrência de lá COVID 19 No curso de lá gravidez amplificado O papel do fatores envolvidos Em O desenvolvimento do formas forte de pedidos hipertenso da gravidez. O vírus SARS-CoV-2 causa disfunção do sistema renina-angiotensina e vasoconstrição em ligando-se ao receptor AT2 da ECA. Seu tropismo endotelial aumenta simultaneamente a disfunção endotelial da síndrome. O sérum do mulheres grávida, tendo verão infetado por O SARS-CoV-2, mas sem pré-eclâmpsia, contém do avaliar estudantes de sFlt-1 E de PlGF . Finalmente, a síndrome inflamatória significativa da COVID-19 aumenta aquela envolvida em formas graves de distúrbios hipertensivos da gravidez (38). Um estudo italiano tem comparado O avaliar de sFlt-1 E O relatório sFlt-1/ PlGF (marcador de estresse oxidativo de sinciciotrofoblasto E de endotélio) mulheres grávida com e sem hipertensão, com e sem infecção por SARS-CoV-2. A relação sFlt-1/ PlGF é elevada em mulheres com distúrbios hipertensivos da gravidez, estejam elas infectadas (n = 19) ou não (n = 185). A prevalência de pedidos hipertenso Leste, em vingança, mais alto na casa de O mulheres infectados (34% vs 5–8%) (39). As lesões placentárias observadas após gestações complicadas pela COVID-19 confirmam o impacto da infecção na vascularização placentária. Critérios para má perfusão placentária também são encontrados na maioria do caso de formas forte de COVID 19 ocorrido durante lá gravidez, com frequência muito superior à observada em uma grande população controle livre de COVID-19 (40). em uma grande meta-análise, construída a partir de de 40 estudos, documenta mortalidade neonatal aumentou de quase um terço (OR = 1,28) e mortalidade materna de quase 40% (OR = 1,37) (41). Entre os fatores associados a esse risco aumentado, os distúrbios hipertensivos da gravidez foram rapidamente reconhecidos. Por um lado, a presença de fatores de risco cardiovasculares, excesso de peso, diabetes, hipertensão arterial, piorar O prognóstico de a infecção pelo SARS-CoV-2, inclusive durante a gravidez, mas, por outro lado, esses distúrbios hipertensivos da gravidez são mais frequentes quando a infecção ocorreu durante a gestação, afetando 20 a 34% das mulheres (42,43).

Lá forma forte representado por lá pré-eclâmpsia Leste também mais freqüente durante a gravidez complicada pela COVID-19, com risco aumentado em proporções variáveis dependendo dos estudos (de 20% a 200%), mas constante (44,45) . Numa série tunisina foram observados 38 casos (18,90%) de patologias hipertensivas; atestando a alta frequência desta complicação no caso de associação de lá gravidez com a infecção COVID Em NOSSO população Norte da África (46).

5.2. Mortalidade Jardim da infância :

Em nosso contexto, observamos 7,46% de mortalidade materna no periparto em mulheres grávidas com COVID-19 (46). Nossos resultados são comparáveis aos dados internacionais. (Tabela XXII) Esta taxa excede largamente a taxa de mortalidade materna, na Tunísia estimada em 44 por 100.000 nascimentos. vivo, Esse Quem testemunha que O SARS-COV-2 Leste A carteiro de risco de mortalidade Jardim da infância. Para ESTADOS UNIDOS, No curso de o ano 2021, 1205 as mulheres morreram de causas maternas durante a gravidez ou nos 42 dias após o parto. Este número era de 861 em 2020 e 754 em 2019, indica uma estudar de Centro Nacional de Estatisticas sobre lá saúde. Em 2021, O avaliar mortalidade tem alcançado 32,9 morte Para 100 000 nascimentos, em comparação de 23,8 por 100.000 em 2020, de 20.1 por 100.000 em 2019 e 17,4 por 100.000 em 2018 (47) Esta é a taxa de mortalidade materna mais elevada nos países industrializados (24).

Os dados iniciais do CDC que surgiram em 2021 indicaram que se as pacientes grávidas eram mais suscetível de exigir a admissão em UTI Ou sob ventilação mecânica do que seus pares não grávidas da mesma idade, o risco de morte não foi significativamente diferente. Dezesseis mortes (0,2%) ligadas a COVID 19 ter verão relatado na casa de do mulheres grávida idoso de 15 tem 44 anos, e 208 (0,2%) dessas mortes foram relatadas em mulheres não grávidas (RR: 0,9, IC 95%: 0,5-1,5) (48). No entanto, um relatório atualizado dos Centros de ao controle E lá prevenção do doenças estendendo até Outubro 2022 tem revelou que em mais do mulheres grávida exigindo mais freqüentemente a admissão tomando cuidado intensivo, ele sim tive A risco aumentou de 70 % de morte na casa de O mulheres grávidas por relatório para mulheres Não grávida afetado de COVID 19 (RR : 1.7, CI tem 95 % : 1.2 -2.4) (49). Lá data de ocorrência de morte materno Leste Em a maioria do caso em publicar parto na casa de O pacientes COVID positivo (67). Esse é explicado por lá gravidade de pintura COVID , Quem imposto a Extração emergência fetal para resgate materno e/ou fetal (50) A complicações específico de a infecção por SARS-CoV-2 eram O mais frequentemente incriminados com frequência variável entre 38 e 86% para SDRA, entre 17 e 39% para choque séptico e entre 2 e 14% para complicações lá pré-eclâmpsia (51,52). A hemorragia de publicar parto, apesar da sua incidência aumentada em mulheres COVID-positivas, não foi associada ao aumento da mortalidade materna (53).

5.3. Morbidade fetal E neonatal

- Lá Sofrimento fetal

Em relação às anormalidades no registro da frequência cardíaca fetal (FCF) em fora da trabalho, a literatura é escassamente fornecido. Identificamos apenas um estudo, o de Kahankova . Nesta coorte de 262 gestações a termo observou-se um avaliar de 4% anomalias de FCR em fora de trabalhar na casa de O mulheres sofrendo de COVID contra um avaliar 1,5% em pacientes não afetados. Esta taxa cai para 1,6% para pacientes infectados e assintomáticos. As anomalias mais observadas eram lá taquicardia fetal (52%) E FCR micro-oscilante (31%) (53).

- **Atraso de crescimento intrauterino**

A infecção No 3° trimestre n / D nenhum impacto sobre lá crescimento fetal, o que independentemente da variante do vírus e da gravidade do quadro clínico (54). Por outro lado, a infecção No 2° trimestre pode ser responsável de um CIUR em FIM de gravidez. Este atraso no crescimento é geralmente moderado e não tem impacto no prognóstico neonatal subsequente (55). Em nossa série (46), identificamos 13 casos de RCIU (3,49%), a origem vascular foi a etiologia em todos os casos.

		Effectif	Pourcentage
RCIU	< 3ème percentile	4	2%
	3-10ème percentile	9	1.49%
Anomalies doppler ombilical	Résistances élevées	5	2.48%
	Diastole nulle	1	0.49%
Anomalies doppler cérébral		2	1%
Anomalies du liquide amniotique	Oligoamnios	6	1.49%
	Hydramnios	2	1%
Anomalies de l'ERCF	Tachycardie	12	4.47%
	Micro-oscillations	14	6.96%
	Décélérations	6	2.98%

Pintura 5 : O dados de ultrassom obstétrica (46)

- **Prematuridade**

A taxa de prematuridade em nossa população é relativamente alta, de 27,36%. TEM Esse dia, o maior fonte de morbidade E mortalidade potencial Para recém-nascidos de mães infetado por O COVID parece ser A avaliar aumento do parto prematuro, em especial parto prematuro iatrogênica no contexto de uma infecção materna grave. Ele existir do evidência que lá COVID 19 aumentar O risco parto prematuro. Um estudo de caso realizado no início da pandemia com 116 gestantes descartou a possibilidade de parto prematuro ou com indivíduos infectados SARS-CoV-2, No entanto que contraste com outros relatórios mais recente (56). O dados coletado com de pessoas (não = 342 080) Quem ter dado à luz entre maio de 2020 e janeiro de 2021 na Inglaterra relataram que aqueles que foram submetidos infecção por O SARS-CoV-2 (não = 3 527) tive a impacto mais alta incidência de resultados adversos na gravidez, incluindo parto prematuro (57). Que Leste em correlação com a grande estudar de coorte sobre 759 pessoas sueco Quem tem claramente observado A risco mais aluno parto prematuro em gestações afetadas pela COVID-19 (58).Nos Estados Unidos, os dados da COVID-NET de 2020 mostraram uma prevalência mais elevada (quase 12,6%) de partos prematuros entre mulheres grávidas com COVID-19 em comparação com a população em geral em 2018 (10,0%). A partir desses dados, os indivíduos sintomáticos também apresentaram risco aumentado (23,1%) de parto prematuro (59). E de acordo tem esses relatórios, a análise sistemático assistir que O avaliar Os nascimentos prematuros relatados em pacientes com COVID-19 variam amplamente entre os estudos, variando de 14,3% a 61,2% (60). Apesar de lá variedade do relatórios clínicas disponível, ele existir A certo consenso entre eles sobre o fato de que existe uma ligação estreita relação entre parto prematuro e COVID-19 sintomático durante a gravidez. Esse aumentar, interessado também O parto prematuro iatrogénico, como demonstrado num estudo nacional realizado no Reino Unido (61). No entanto , fora dos casos de prematuridade induzida, estes relatórios levantam questões não respondidas sobre os mecanismos subjacentes que podem levar ao parto prematuro durante as infecções por SARS-CoV-2. Por exemplo, há do evidência de um pequeno estudar Quem assistir que O células expressão imunológica ACE2 são capaz infiltrar-se O placenta, Esse Quem pode De novo agravar a infecção por SARS-CoV-2 e aumentar o risco de partos prematuros, bem como de infecção placentária (62).

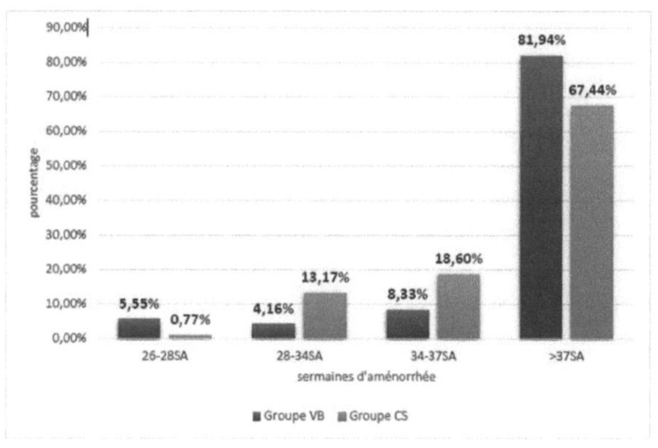

Figura 9 : Prazo de lá gravidez No momento de parto (46)

- **Transmissão vertical**

Coletamos 5 casos de transmissão vertical (2,48%) por meio da realização de RTPCR em recém-nascidos de mães infectadas com COVID-19 no momento do parto (46). No entanto, este valor está longe de ser representativo, de fazer de a falta de um exame de diagnóstico sistemático para todos O recém-nascidos de de mulheres COVID positivo. Lá contaminação fetal por via transplacentária parece excepcional. Esse está ligado ao fato de que fora de formas sério, lá viremia Leste fraco E transitório Em lá COVID, encontrado em apenas 1% das pessoas sintomáticas, como na maioria das infecções respiratórias (63). As poucas infecções neonatais relatadas provavelmente corresponderam à contaminação pós-natal e não à contaminação transplacentária. Alguns estudos mostrou lá presença anticorpos no sangue do cordão umbilical . Na maioria dos casos, estes eram anticorpos maternos do tipo IgG, que têm a capacidade de atravessar a placenta. Em alguns casos, o IgM foi encontrado, eles seria original fetal porque O IgM Jardim da infância nascer não atravessam a placenta, no entanto a especificidade destes anticorpos ainda precisa ser esclarecida apesar Isso é um argumento em Favor de lá possibilidade de lá transmissão vertical, especialmente porque casos raros de placentite por SARS CoV2 foram identificados em mais do que o células trofoblástico presente O receptor ACE2 Quem Leste lá alvo de vírus (64). Um estudo francês relatou uma infecção neonatal em uma mulher com uma infecção sintomático em 35SA, com transmissão vertical demonstrada pela presença de vírus no líquido amniótico (65). A contaminação materno-fetal é, portanto, possível, mas provavelmente excepcional (menos de 1%). A prova definitiva da transmissão transplacentária do SARS-CoV-2 exigirá estudos cuidadosamente desenhados com medidas de controle apropriadas e critérios de inclusão/exclusão, além de trabalho experimental in vivo. isso vai além dos relatórios observacionais. Estudos futuros também devem procurar compreender a extensão da imunidade passiva natural conferida pela mãe infectada pela COVID-19 ao feto.

6- PREVENÇÃO DE LÁ TRANSMISSÃO DE LÁ COVID 19

O SARS CoV2 Leste A vírus Quem se transmite basicamente por caminho respiratório. É por isso que usar máscara é um passo essencial para a prevenção. A simples máscara cirúrgica pode reduzir o risco de contaminação. No entanto, a máscara FFP2 ajuda a prevenir esse risco é de 95%. Em mais o vírus pode ser transmitido pelo manuseio visto que o vírus pode sobreviver O superfícies E existir Em O secreções do pacientes (urina, fezes, .. etc.). A higiene das mãos pode prevenir esse risco. As medidas de isolamento também devem ser levadas em consideração. Para sujeitos afetados porque sua implementação A quarentena de 5 a 10 dias após a infecção ajuda a reduzir o contato e a prevenir a propagação da doença para outros pacientes. Estas medidas também são aplicáveis às mulheres grávidas, exceto que devem ser estabelecidos protocolos específicos Para O mulheres afetado por O SARS CoV2 E Quem desejar amamentar seus bebês. Observe que o leite materno não contém o vírus e o líquido amniótico Em do caso excepcional, Esse Quem fazer que amamentação materno pode ser realizado sujeito a uma boa higiene e desinfecção da pele e superfícies de contato E O porta de mascarar por lá mãe E ele deve Também optar Para um quarto arejado. Para O funcionários de lá saúde, ele existir do protocolo higiene mais estrito com usando máscara FFP2, proteção facial e vestidos. Além disso, é obrigatória a aplicação rigorosa dos circuitos de pacientes COVID-19 e dos circuitos de resíduos estabelecidos na unidade obstétrica, a fim de evitar a contaminação de pacientes não afetadas. Deve-se lembrar também que a equipe de enfermagem deve possuir e validar o treinamento necessário para uso e retirada desses equipamentos. a fim de evitar do erros Quem poderia ser fonte de contaminação.

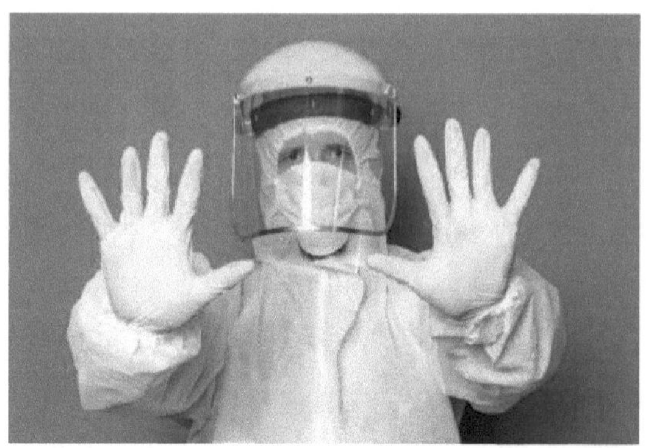

Figura 10 : equipamento de proteção Individual de funcionários de lá saúde

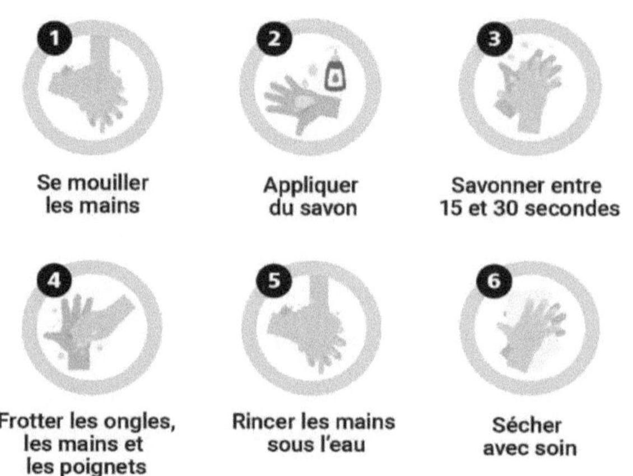

Figura 11 : higiene mãos

7- TOMADA EM COBRAR DE LÁ COVID 19 NA CASA DE LÁ MULHERES GRÁVIDA

7.1. O tratamento sintomático

O tratamento dependerá essencialmente da gravidade de quadro clínico conforme mencionado na tabela a seguir:

Clínicas de formas	Soquete responsável
Assintomático	-Paracetamol
Forma menor	Tratamentos sintomáticos Não hospitalização Terapia vitamínica (Vidas VS, D, Zinco)
Forma moderada	Tratamento sintomático Anticoagulação profilática em caso de hospitalização ou risco de TE: 14 dias de monitoramento diário
Forma severa	Tratamento sintomático Oxigenoterapia (SpO2>94%) Corticoterapia Anticoagulação profilática ou curativa terapia antibiótica se houver superinfecção
Forma crítica	Transferência em reanimação Oxigenoterapia por MHC, OHD, NIV ou VMI. Corticoterapia Anticoagulação Terapia antibiótica em caso de infecções

Pintura 6 : Princípios de lá soquete em cobrar de acordo com lá gravidade sintomas

MHC : mascarar tem alto concentração, OHD : oxigenoterapia tem alto débito, NAV : ventilação Não invasivo ; VMI : ventilação mecânica invasiva

Oxigênio do telescópio 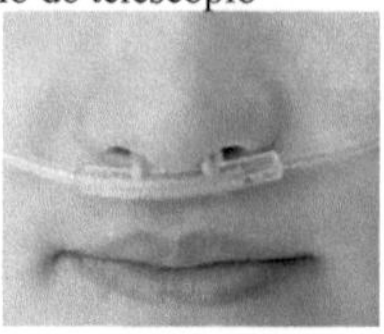	Suporte respiratório com alto fluxo de FiO2 variando de 0,5 a 5l/min o2, seja aproximadamente entre 25 e 40% do suprimento de oxigênio necessário. Para uma luz de dessaturação
Máscara tem alta concentração 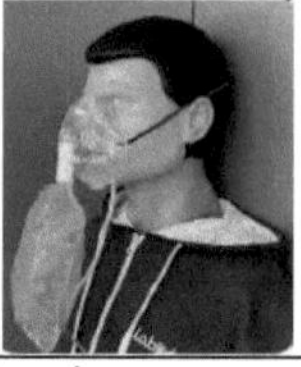	Velocidade: 5 – 15 L/min FiO2 = 90%Para dessaturação bastante profunda
Válvula Boussignac 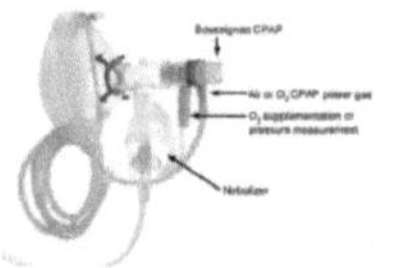	Com velocidade de 15 L/min, sua válvula ajuda a gerar pressão expiratória positiva de 5mmHg que promove o recrutamento alveolar Método Não invasivo reservado com formas graves
Telescópio nasal tem alta velocidade 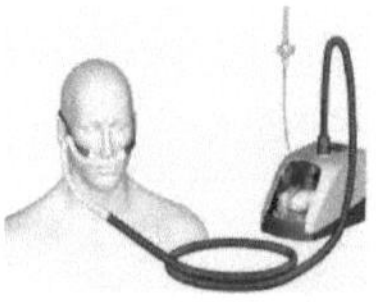	Velocidade Quem pode atingir 60L/min FiO2: ajustável (até 100%) Temperatura ajustável Ajuda a reduzir o espaço morto e promove a oxigenação dos pulmões
Ventilação Não Invasiva (VNI) 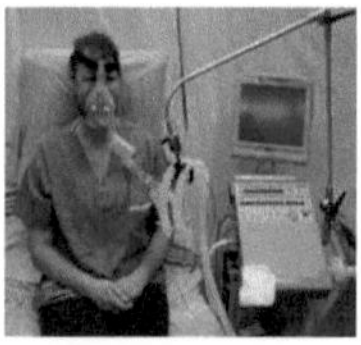	Amplamente utilizado no domicílio dos pacientes com pneumonia com envolvimento pulmonar > 50% Moda Ventilação espontânea com PEEP e pressão de suporte ajustável Paciente consciente
Ventilação mecânica (Intubação) 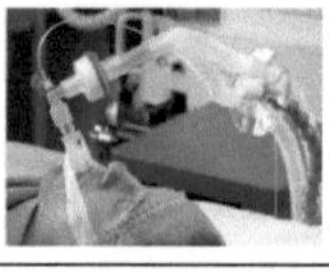	Do último apelo Após o fracasso das outras alternativas Para pacientes em choque ou às vezes Para outros sofrimentos vitais Ventilação dos pacientes com SDRA

Pintura 7 : oxigenoterapia em caso de COVID 19 na casa de lá mulheres grávida

7.2. O moda parto

No início da pandemia, e na ausência de dados científicos suficientes, a infeção por COVID-19 por si só constituía uma indicação para parto por cesariana, a fim de reduzir a transmissão vertical materno-fetal e garantir a proteção dos profissionais de saúde. saúde e isso por analogia com os protocolos de tratamento carga de outros vírus graves, como o VIH. No entanto, reconhece-se que o parto cesáreo está associado a um alto risco de incidentes e acidentes em comparação ao parto vaginal. natural tal que : hemorragia de publicar parto, O infecções, O doenças tromboembólicas, o aumento do custo dos cuidados, a duração da hospitalização, sem esquecer o impacto psicológico. O modo parto de um paciente conquista por lá COVID 19 tem fazer do controvérsias Quem não tenho não durou muito tempo e após alguns meses e com base nas observações clínicas iniciais, o parto vaginal foi recomendado o mais rápido possível . Para estas razões, as taxas das cesarianas variou dependendo do período pandêmico. Na verdade, no início do surgimento do vírus, as taxas publicadas na literatura situavam-se entre 86% e 100%. A cesariana foi o método de parto preferido para qualquer mulher com teste HIV positivo (66). Com a evolução da compreensão dos efeitos da infecção por COVID-19 em mulheres grávidas, em particular o risco de transmissão vertical, as sociedades científicas concordaram que a cesariana deve ser indicada dependendo da gravidade da situação. COVID e as particularidades obstétricas de cada paciente. Esse atitude tem fazer cair O avaliar de cesarianas de mais que 50% (67). Contudo, estas novas taxas permanecem significativamente mais elevadas em comparação com a população de parturientes não afetadas . Uma revisão sistemática incluindo 39 estudos descobriu que entre 52,3% e 95,8% dos pacientes com COVID foram submetidos a cesariana (96). Prabhu observou um aumento nas taxas de natalidade por cesariana, mesmo entre pacientes assintomáticos com COVID positivo por relatório para pacientes Não infetado, com do avaliar aproximadamente 40% em comparação com 30% em pacientes não infectados

(68). Metz descobriu que uma infecção forte No COVID 19 era associado tem A risco aumentou parto por cesariana (59,6 % contra 34,0 %, RR : 1,57, CI tem 95 % : 1h30-1h90) (69). Em afetam as apresentações graves da infecção, requerem extração rápida para melhorar O funções cardíaco E respiratório de lá mulheres E otimizar assim a eficiência terapêutico em especial oxigenoterapia. Em Series locais, nós ter observação que lá cesáriana tem verão praticado na casa de 64,17% do caso, E 94,11% de formas graves, o que está de acordo com dados da literatura (46).

7.3. Impacto de moda parto sobre O prognóstico materno

A meta-análise liderado por Fatnico E tudo em 2023, contendo 3256 caso de gestantes internadas em sala de parto e HIV positivas, avaliaram o efeito da via de parto na evolução dos parâmetros respiratórios de puérperas e obtiveram os seguintes resultados:

- Nas pacientes assintomáticas, houve diminuição da saturação média de oxigênio de 1,58% nas pacientes cirúrgicas e de 0,74% nas pacientes com parto vaginal. O uso de oxigenoterapia com máscara foi mais frequente em pacientes cesarianas (4,2% versus 2,17%). Nenhum Não foi observada ventilação mecânica em ambos os grupos.
- Nas formas moderadas, deterioração da função do trato respiratório foi mais pronunciada com diminuição da saturação média de oxigênio de 3,98% nas pacientes operadas e de 1,49% nas pacientes com parto vaginal. O uso de oxigenoterapia por máscara também foi mais frequente entre pacientes Cesarizado (12,6% contra 7,55%). Análise multivariado, tem deduzido que o parto cesáreo é um fator de risco para deterioração respiratória em mulheres COVID-positivas (70).

Da mesma forma, González-Castro mostrou em seu estudo que a SDRA era mais comum E mais forte, na casa de O pacientes dado à luz por cesarianas 2,8% contra 0,78% Para O parto por caminho natural, no entanto esse estudar nascer não especifica o estágio clínico da patologia viral (71). A síndrome do desconforto respiratório agudo é um processo inflamatório que afeta os pulmões, causando edema pulmonar não hidrostático e rico em proteínas. As consequências imediatas são o aparecimento de hipoxemia profunda, diminuição da complacência pulmonar, bem como aumento do shunt intrapulmonar e do espaço morto. A nível ultraestrutural, encontramos inflamação aguda da barreira alvéolo-capilar, depleção de surfactante e redução da aeração pulmonar.

A SDRA é um critério para a gravidade da pneumonia por SARS-Cov2. Sua captura em cobrar Leste delicado desde O metas terapêutico iniciais de SDRA e choque séptico podem parecer contraditórios. Com efeito se a nível hemodinâmico o preenchimento vascular essencial durante a cesariana tem lá Estágio cedo de choque séptico Leste recomendado, Este deve ser usado com cautela em pacientes com SDRA porque esse preenchimento pode levar à redução do transporte de oxigênio e à ocorrência de cor pulmonale agudo (72).

Nosso estudo confirma os resultados da literatura: a cesariana foi um fator no aumento das necessidades de oxigênio (OR 6,92, IC 95%, 1,50-31,73) e na síndrome do desconforto respiratório agudo (OR 4,58, IC 95%, 1,15-19,66) em comparação com parto vaginal. Em comparando, taxas admissão em ressuscitação em pós-parto, pacientes com saturação de oxigênio entre 94 e 97% em ar ambiente, parto cesáreo tiveram risco aumentado de 34% em relação ao parto por caminho baixo (9%). Esse risco alcançado 46,7% quando lá A cesariana é realizada com urgência (73). Da mesma forma, Cavaillon mostrou que o uso de catecolaminas era mais frequente Em banda cesáriana com OURO : 1.562, (IC em 95%: 1,128-1,87) para pacientes com sintomas graves (74). Por outro lado, lá majoritariamente do estudos não tenho não assistir de diferenças significativo no avaliar admissão em ressuscitação em função de moda do parto e isso independentemente do quadro clínico da infecção por COVID (75,76).

Jarraya et al (46), relataram o papel da cesariana no aumento das internações em unidades de terapia intensiva em pós-parto (OR 5,83, IC 95%, 1,03-28,7). No entanto Esse resultado deve ser intérprete com precaução, visto que Esse resultado leva não em consideração O tipo de carteiro de gravidade. Em esse estudo, mulheres COVID-positivas que fizeram cesariana tiveram maior risco de desenvolver trombose pós-parto (OR 2,08, IC 95%, 0,87-6,34). No mesmo estudo (46) descobrimos que a cesariana não constitui uma carteiro de risco de desenvolvimento de um estado de choque séptico em publicar parto . Theiler realizou um estudo retrospectivo unicêntrico incluindo mulheres com COVID positivo, Não louco, tendo dado à luz por cesáriana sobre a período de 4 meses. Este estudo mostrou que houve um aumento na incidência de uma condição de choque em publicar parto por relatório para mulheres Não louco dado à luz por trilha baixa (2,81% contra 0,63 %)(77). Emily H. Adhikari tem realizado a estudar prospectivo multicêntrico Incluindo O mulheres positivo tem lá COVID 19 no momento de parto operado por cesarianas " sobre solicitar » E apresentando apresentações leves e moderadas de infecção. O risco de ocorrência de um Estado de choque séptico era um pouco diminui Em O banda cesáriana 0,862, (IC tem 95 % : 0,588- 0.961) (78). Mahajan, avaliou a evolução da pré-eclâmpsia pós-parto em pacientes COVID-positivas em um termo superior às 34 semanas, o número de pacientes incluídos era de 38, nenhum caso piorando de lá patologia hipertenso n / D foi encontrado. Esse estudar nascer preciso não lá classificação de gravidade de lá patologia pré-eclâmpsia (79).

Celewicz , realizou um estudo retrospectivo multicêntrico de casos de EDUCAÇAO FISICA em mulheres COVID desgaste positivo sobre 74 mulheres, análise multivariada mostrou maior risco de mulheres operadas desenvolverem complicações biológicas como que lá trombocitopenia, lá citólise hepático E o aumento de lá HDL, RR

:1,162, (IC 95%: 0,818-1,961). Este risco não aumenta para complicações clínicas RR: 0,362, (IC 95%: 0,107-0,661) (80). Uma metanálise da Cochrane tentou avaliar o impacto do tipo de parto na EP grave, excluiu todos os estudos inicialmente coletados no subgrupo positivo para COVID, dada a heterogeneidade das classificações, os baixos números e o viés de seleção. pacientes. Esta metanálise propõe extrapolar dados de mulheres COVID-negativas para a população infectada. Esse análise tem concluído que parto por cesáriana tem A efeito protetor do agravamento da pré-eclâmpsia, isso se explica pela rapidez do tratamento etiológico que é a extração placentária, o que quebra o círculo vicioso da patologia.

Concluindo , la COVID-19 en elle seule ne doit jamais há uma indicação para cesariana .

No entanto, em estudos que incluem o início da pandemia onde alguns optaram pela cesariana sistemática, pode-se observar a ausência de indicação. Em nosso estudo observacional multicêntrico (46), as indicações para cesarianas foram as seguintes:

	Effectif	Pourcentage (%)
Souffrance fœtale aigue	34	26.35%
Anomalie du travail	8	6.02%
Utérus cicatriciel	24	18.60%
Anomalie d'insertion placentaire	3	1.55%
Retard de croissance intra utérin	10	7.75%
Présentation dystocique	3	2.32%
Prééclampsie sévère	14	10.85%
Sauvetage maternel devant un tableau grave d'une infection COVID	16	12.40%
Césarienne systématique	17	13.17%

Pintura 7 : Indicações de cesáriana na casa de lá população COVID 19 (46).

8- LÁ VACINAÇÃO E GRAVIDEZ

Lá vacinação anti COVID 19 Leste a estratégia seguro E eficaz na casa de lá população em geral (81). Tem sido amplamente recomendado em mulheres grávidas e lactantes (82,83), apesar da não participação destas pacientes nos ensaios clínicos iniciais (84), e demonstrou eficácia e segurança. Diversos sociedades eruditas têm justificou o vacinação na casa de a mulher grávida pelo risco significativo de morbilidade e mortalidade nesta população que é significativamente menor com a vacinação que já demonstrou a sua segurança na população em geral. As vacinas de RNA foram as primeiras a serem recomendadas para mulheres grávida, até Esse que QUEM recomendado Atualmente a gama de vacinas anti-COVID-19. Contudo, a gestante não participou dos ensaios terapêuticos das diferentes vacinas; daí o interesse em avaliar a segurança e eficácia da vacinação em gestantes. No início da vacinação, estudos investigaram a segurança da vacinação em mulheres grávidas, mesmo com vacinação incompleta, sem estudar o impacto nos dados maternos e obstétricos (85). Ravit Peretz- Machluf realizou um estudo retrospectivo unicêntrico incluindo mulheres Quem ter dado à luz sem ser afetado por lá COVID 19 (4700 mulheres) (86); esse estudar tem relatado segurança de lá vacinação sobre parto E no feto. No entanto, estudos que se centraram tanto em dados maternos obstétricos como fetais, como é o caso do nosso caso de estudo, são cada vez mais frequentes e enriquecem ainda mais a literatura sobre o tema e apresentam um contributo considerável para a prática clínica porque permitem para incentivar ainda mais a vacinação anti-COVID nesta população (87-90). Parece lógico que a gravidade da COVID-19 influenciará os dados obstétricos E fetal visto que O afetado forte pode trem hipóxia materna; pré-eclâmpsia grave que pode condicionar o modo e as indicações de parto. Ouro, todos O Series de lá literatura são em favor de um redução de lá gravidade de lá COVID 19 na casa de lá população vacinado Esse o que poderia alterar o prognóstico da mãe e do feto e alterar os parâmetros obstétricos em particular o tipo de parto, favorecendo a via fisiológica, daí o interesse do nosso estudo sobre vacinação. Na verdade, foi demonstrado que imunidade conferido por a vacinação primária (2 doses de vacina para ARN) tive ser reestimulado No fim de 6 mês em razão de lá diminuir de nível de anticorpos necessário tem lá proteção contra infecção E esse tem verão observado em todos os indivíduos E Em todas as fatias idade (91). A prazo final de 6 meses entre a vacinação primária e a dose de reforço (vacina de reforço) foi escolhido porque foi demonstrado que esse atraso é suficiente para reativar e melhorar a imunidade anti-COVID no população vacinado (92). A prazo final mais curto poderia ser menos eficiente porque o sistema imunitário pode encontrar-se num estado de menor reactividade se for contactado demasiado rapidamente pelos mesmos antigénios após o primeiro contacto. O CNOGF (Colégio Nacional de Obstetras e Ginecologistas Franceses), o GRIG (Banda de Pesquisar no Infecções durante o Gravidez), em França e o ACOG (Colégio Americano de Obstetras e Ginecologistas) recomendam lá vacinação na casa de lá mulheres grávida E considerar Aquele A 3ª dose da vacina deve ser oferecida às mulheres grávidas ou que planejam engravidar quando o esquema inicial tiver mais de 6 meses. Num estudo observacional prospectivo, Jarraya et al (93), excluíram mulheres cujo esquema vacinal estava incompleto para evitar viés de seleção que pudesse comprometer a interpretação e validade dos resultados. Nós nos lembramos Por isso Aquele Dose única de vacina tem base ARN confere imunidade de cerca de 50% contra formas sintomáticas (56) ligadas à cepa chinesa com menor eficácia contra novas variantes. Essa taxa aumenta tem mais que 95% Depois lá segundo dose Para a duração de 6 mês (5.56) Em lá população em geral O estudos ter assistir que lá vacinação anti COVID-19 reduz a gravidade da doença, a taxa hospitalização e morbidade e mortalidade (93). Jarraya et al (93) incluíram apenas pacientes grávidas que necessitaram de internação, seja pela gravidade da doença (necessidade em falta de oxigênio, monitoramento materno-fetal) ou hospitalização periparto para o parto. Isto nos permitirá identificar as diferenças entre as populações grávidas vacinadas e não vacinadas. vacinado em termos de sintomas clínicos, gravidade da doença, duração da hospitalização, permanência em ressuscitação e impacto fetal. Na literatura ele houve muita discussão sobre o impacto de lá COVID 19 sobre O placenta E O feto (risco de transmissão vertical, isquemia placentária e alteração das trocas materno-fetais responsáveis pelo sofrimento fetal e retardo de crescimento ou mesmo MFIU) onde estudos demonstraram a segurança e o benefício das vacinas. Regan NÃO. Theiler tem realizado a estudar retrospectiva unicêntrica incluindo todos mulheres tendo dado à luz sobre a período de 4 mês. Esse estudar mostrou uma redução na incidência da doença (COVID-19 sintomática) na população vacinada: entre as 2002 mulheres incluídas neste estudo; 140 mulheres foram vacinadas. infecção por covid 19 foi descrita em duas mulheres vacinadas (2/140 :1,4%) contra 210 na casa de O Não vacinado (210/1862 : 11,3%) (94). Outros estudos ter assistir interesse de lá vacinação Em lá redução de a gravidade da covid-19. Emily H. Adhikari conduziu um estudo prospectivo multicêntrico incluindo todas as mulheres positivas para COVID-19 no momento do parto durante um período de dois anos. Este estudo considera o uso de oxigenoterapia como critério de gravidade. Entre as 2.641 mulheres incluídas neste estudo, 307 mulheres tinham esquema vacinal completo. 112 mulheres desenvolveram a forma grave da doença, das quais apenas 4 foram vacinadas (4/112 ou 3,5%) (95). Joe Eid encontrou os mesmos resultados em seu estudo retrospectivo incluindo todos mulheres positivo tem lá COVID 19 No momento de parto. Entre O 99 mulheres incluídas, 17 mulheres foram vacinadas corretamente. Contudo, nenhuma mulher no grupo vacinado necessitou de oxigenoterapia. 22% das mulheres não vacinado ter precisar de O2 (96). Haemin Kim tem realizado a estudar retrospectiva comparando um grupo de gestantes vacinadas (39 mulheres) versus A banda de mulheres alto-falantes não vacinado (185 mulheres). O mulheres vacinadas eram majoritariamente assintomático Ou afetado de um forma menor em 94,9% dos casos. A vacinação permitiu reduzir o uso de oxigenoterapia no grupo de mulheres vacinadas de 16,2% para 2,6% (97). Samanta NÃO. Piekos tem realizado a estudar retrospectivo multicêntrico incluindo todas as mulheres que deram à luz nos centros participantes do estudo (86.833 mulheres incluindo 48.492 não vacinado). A infecção por COVID -19 foi diagnosticado em 916 mulheres vacinado contra 3394 mulheres não vacinadas (p<0,001). Então, O avaliar infecção tem lá COVID 19 na casa de O vacinado tem foi reduzido. No entanto, este estudo não encontrou diferença no uso da hospitalização, mas mostrou uma necessidade reduzida de oxigenoterapia (98). Atualmente, ele Existem meta-análises que mostrou uma associação entre COVID-19 e a ocorrência de pré-eclâmpsia (99.100) isso Leste conhecido que a infecção para o COVID 19 em mulheres grávida aumentar dela avaliar ,esse tem foi explicada por isquemia placentária e arteriopatia decidual com tromboses (101,102). Meta-análise de Shu Qin Wei de 42 estudos, incluindo 438.548 mulheres grávida fazer O exemplo, ele tem encontrar que comparativamente tem a ausência de infecção por O SARS-CoV-2 durante lá gravidez, O diagnóstico de A COVID-19 tem verão parceiro tem lá pré-eclâmpsia (OU = 1,33; CI tem 95 % 1,03–1,73) E que por em comparação com formas menores de COVID-19, o A COVID-19 grave foi mais fortemente associada à pré-eclâmpsia (OR = 4,16; IC 95% 1,55–11,15) (103). A vacinação não aumentou a taxa de pré-eclâmpsia em relação à população Não COVID 19, esse tem verão largamente comprovado Em do estudos em larga escala (104.105). Regan N. Theiler (94) descobriu anteriormente que a vacinação estava associada a uma diminuição não significativa na incidência de pré-eclâmpsia (0,7% versus 1,2% RR: 0,58; IC 95%, 0,08–4,25; p = 0,59). Jarray et al relataram diferença entre os dois grupos em termos de pré-eclâmpsia (93). Nosso resultados são comparável com aqueles de lá literatura que ainda permanece controverso sobre a redução da incidência de pré-eclâmpsia associada à COVID-19 durante a gravidez na população vacinada. Quanto à citólise associada à COVID-19, notamos uma diminuição da incidência do citólise hepática no grupo " vacinado " de 16% tem 6,6% sem que esta queda seja significativo. Em efeito ele A citólise demonstrou ser um indicador de gravidade e de mau prognóstico materno (106). Vários estudos ter procurou o impacto COVID 19 no avaliar de cesarianas (107) No início da pandemia, parece que a taxa de cesarianas era mais elevada (108). Isto poderia ser explicado pela ausência de dados clínicos sobre o impacto do tipo de parto no prognóstico fetal e materno. Neste período, apenas a COVID-19 foi relatada como indicação para cesariana sob vários pretextos tal que lá redução de risco de transmissão vertical (109). Após, No curso de lá pandemia, E Depois Ter conhecido O risco aumentou de morbidade associada à cesariana, as sociedades científicas recomendam formalmente o respeito às indicações obstétricas e fetais para a cesariana. Além disso, o advento da vacinação tem certamente reduz o gravidade de pintura clínico do A COVID-19 pode alterar o prognóstico dos pacientes e subsequentemente influenciar o tipo de parto (46). Vários estudos relataram um aumento na taxa de cesarianas por sofrimento fetal em parturientes não vacinadas (110,111), enquanto outros não encontraram impacto da vacinação no tipo de parto. (112). Esse ficar sempre um assunto de controvérsias especialmente porque existem vieses de seleção em alguns estudos, especialmente aqueles que incluíram pacientes com vacinação incompleta. Existem numerosos estudos que analisaram o impacto da vacinação nas complicações maternas (52,58). A maioria desses estudos não encontrou redução na incidência de complicações pós-parto. Isso pode ser explicado pelos protocolos de reabilitação pós-operatória que demonstraram sua eficácia na redução de complicações pós-operatórias (113).

Além disso, as séries da literatura, especialmente as do início da vacinação, são de tamanho limitado e são, na maioria das vezes, estudos retrospectivos que relatam a experiência das diversas equipes e país sem tanto quanto especificar o método de cálculo do tamanho da amostra e sem especificar o poder estatístico destes estudos E deles validade Para detectar O diferenças em termos de morbidade ligada ao parto. Foi relatado que o prognóstico materno e fetal depende essencialmente de lá gravidade de a tempestade citocina (114), Quem poderia ser menos significativo em mulheres vacinadas. Este foi um forte argumento para pensar em uma redução de lá morbidade materna em pós-parto na casa de os vacinados. Na nossa estudar, lá vacinação tem reduzido O avaliar do cesarianas em diminuindo lá gravidade da doença; e a taxa de sofrimento fetal agudo, que permitiu mais partos vaginais fora das indicações urgentes de cesarianas, esse pode reduzir a incidência do riscos relacionado para anestesia (115), hemorragia pós-parto e eventos tromboembólicos e pode melhorar a recuperação após o parto (116,117). Em nosso estudo, a vacinação permitiu reduzir o tempo de internação das parturientes afetadas . por lá COVID 19. Em efeito, ele existir pequeno de estudos Quem ter estudado o impacto da vacinação neste parâmetro. Isto poderia ser explicado pela subjetividade deste parâmetro para avaliar o impacto da vacinação, porque depende estreitamente do conduz do patrícios Quem diferente certamente de um equipe tem o outro mas também No seios da mesma equipe. No entanto, Estudos realizados na população em geral relataram redução no tempo de hospitalização, permanência em unidade de terapia intensiva e morbidade e mortalidade na população vacinada (118.119). Na casa de O mulheres grávida, diversos estudos (120.121) ter assistir que a vacinação reduzido O riscos de mortalidade por lá COVID-19 apesar sua vulnerabilidade tem esse vírus (122) E lá presença de um risco aumentou de ficar em terapia intensiva e mortalidade (123). Daí a grande contribuição e interesse clínico da vacinação Quem tornou-se cada vez mais mais recomendado nesta população. Em a estudar multicêntrico fazendo participar 6 país (Reino Unido, Holanda, Noruega, Dinamarca, Finlândia E Itália) sobre lá período entre Poderia E Dezembro de 2021, foi demonstrado que a permanência em cuidados intensivos foi significativamente reduzida pela vacinação, bem como a mortalidade materna por COVID-19 (120.121). Em NOSSO estudar (93), lá vacinação tem permitir de diminuir lá mortalidade jardim de infância sem que esse diminuir nascer qualquer significativo. Nós vamos pensar que lá tamanho da amostra de NOSSO Series nascer permitir não de claro do diferenças significativo em A evento (lá mortalidade Jardim da infância) das quais lá frequência era mais baixo tem 2% em O mulheres Não vacinado de acordo com O diferente Series de lá literatura (120.121). Em mais, O caso exclusivo de mortalidade Jardim da infância na casa de lá A população vacinada desta série apresentava forte comorbidade com uma forma muito grave de pré-eclâmpsia (síndrome HELLP). Lembre-se de que a mortalidade materna ainda é um problema de saúde pública nos países em desenvolvimento, mesmo fora da COVID-19.

9- LÁ VACINAÇÃO TEM A ERA DE LÁ VARIANTE " ÔMICRON » DE SARS COV2

Na verdade, dentro da variante Omicron, múltiplas mutações da proteína Spike, característica do SARS-CoV-2 e principal alvo das vacinas (124), sugerem a uma menor eficácia da vacinação inicialmente projetado para atacar lá variedade selvagem de vírus apareceu em China em 2019. Ele é de um vírus que corre o risco de escapar às vacinas e tratamentos da COVID-19. Vários estudos (124,125) demonstraram a redução da eficácia dos anticorpos neutralizantes nesta variante. Além disso, a baixa virulência da variante Omicron, responsável por uma atenuação dos sintomas mesmo na ausência de vacinação em gestantes (93), levou à banalização da doença. e o esquecimento da vacinação, daí o interesse em estudos clínicos que avaliem a eficácia de lá vacinação anti-COVID-19 tem a era de lá variante Ómicron (126). Diante de sucessivas mutações do vírus gerando cada vez uma cepa diferente (21), a natureza selecionará o vírus mais contagioso para o ser humano. independentemente de lá gravidade de lá doença que ele ir gerar. Em mais e em frente identificação de coinfecções (127) por do Deformação diferente na casa de mesmo indivíduo, existe o risco de obter um vírus recombinante com genomas diferentes. Esse poderia alcançar tem a novo variedade recombinante lá contagiosidade de Omicron e a gravidade clínica de Delta (128.129). Em mais, O bom resultados de lá vacinação E lá diminuir natural de lá gravidade de lá doença com O notícias variantes, tem empurrado lá população dar menos importância tem lá vacinação. A relaxamento Quem começar tem tocar até profissionais e estruturas hospitalares, especialmente porque alguns autores e especialistas acreditam que a variante Omicron anuncia o fim da pandemia (130). Mas infelizmente o fim de túnel não é não De novo lá. Nós desejamos avisar os autores dos prováveis riscos desta infecção enigmática que nunca deixa de nos surpreender E O encorajar tem PENDÊNCIA do estudos sobre eficiência de vacina contra as notícias variantes Quem existir Atualmente. Ele parece que recomendar a dose de reforço da vacina (dose de reforço) durante a gravidez parece razoável, especialmente depois dos últimos resultados clínicos encorajadores para a mãe e o recém-nascido (128-130). Ele parece Também cuidadoso de nascer não deixar cair O medições de proteção Individual E tendo do circuitos E do unidades isolamento COVID 19 obstetrícia preparar tem emprego tem qualquer coisa o que momento (131). Nós mencionamos também o interesse de uma avaliação contínua do papel da vacinação na doença na mãe, bem como no feto e no recém-nascido, dado o aspecto mutável da COVID-19 e o surgimento de novas cepas a cada onda (129,130).

Em a estudar recente, Jarraya E tudo ter assistir que O mulheres tendo tive a 3ª dose de vacina durante de lá gravidez tive de melhor resultados por reportar para quem tomou apenas 2 doses (131), daí o interesse em dar reforços vacinais a cada 6 meses e preferencialmente uma dose de reforço No 3º trimestre para obter do anticorpo Quem estão indo por lá seguindo passar em direção a O feto E garantir mais segurança para o recém-nascido. Em relação aos dados fetais, estudos de Jarraya et al (93.126) mostraram um aumento na incidência de internações em unidades de terapia intensiva neonatal de recém-nascidos de mães não vacinadas. Vários estudos demonstraram que a vacinação durante a gravidez um benefício duplo. Também oferece proteção para a mãe apenas para seu recém-nascido que pode cobrir o 6 primeiros meses da vida (133.134). O crianças de abaixo idades Quem nascer não são elegíveis para a vacinação contra a COVID-19 até agora, representam uma população em risco de desenvolver formas graves de SARS-CoV-2, bem como complicações formidáveis, ainda não bem compreendidas, desta doença, da qual citamos a síndrome inflamatória multissistêmica (MIS-C) (135).Um estudo multicêntrico americano realizado publicado em 30 hospitais em 22 estados americanos, publicado em junho de 2022, correlacionou a eficácia da vacina durante a gravidez No risco hospitalização do crianças Para COVID 19 E Esse durante a circulação do variantes Delta E Ómicron. Eles ter definiram a vacinação completa em parturientes grávidas pela administração de 2 doses da vacina de mRNA (BNT162b2 [Pfizer–BioNTech] E ARNm-1273 [Moderno]). Eles ter demonstrado que a vacinação durante a gravidez reduz o risco de hospitalização de crianças com idade inferior a 6 meses, em 80% durante a onda Delta e em 38% durante a onda Omicron. A eficácia da vacina contra a transferência para ambientes de cuidados intensivos em crianças foi de 70%. Além disso, 90% das crianças internadas em unidades de cuidados intensivos eram de mães não vacinadas (134). Estes resultados são consistentes com os resultados do nosso estudo (126). Este estudo e outros estudos (136) conseguiram demonstrar que os anticorpos obtidos através da vacinação são transferíveis para recém-nascidos e são de facto eficazes para conferir protecção cobertura No menos O 6 primeiro mês de vida. Lá jardim de infância de vacinação por 2 doses de vacinas tem ARNm durante lá Onda ômicron ficar Associado a a redução julgado moderado de risco hospitalização na casa de O bebês, e isto, explicado pela baixa neutralização de anticorpos contra esta variante, enfatizando ainda mais a importância da administração de doses de reforço em mulheres grávidas como na população em geral (134). Por outro lado, a proteção humorístico passivamente transferível para recém-nascidos através da O leite materno tem verão confirmado por a coorte Alemão Quem analisado O avaliar anticorpos no sérum E Em O leite materno do parturientes tendo verão anteriormente infetado com contra o vírus ou vacinada durante a gravidez. Esse equipe concluiu à presença de anticorpos anti-COVID 19 Em O leite materno das quais eficiência de preocupações de neutralização até lá variante Ómicron E adiciona que O título O mais aluno de anticorpos foi observado na casa de as mulheres convalescentes de a infecção durante lá gravidez e que receberam uma dose da vacina durante a amamentação (137). Por esse motivo, a amamentação deve ser sempre incentivada, pois pode melhorar a imunidade do recém-nascido e reduzir os riscos relacionados à COVID -19.

REFERÊNCIAS

1. de Medeiros KS, Sarmento ACA, Costa APF, al. Consequências e implicações da doença coronavírus (COVID-19) na gravidez e nos recém-nascidos: uma revisão sistemática abrangente e meta-análise. Int J Gynaecol Obstet. Março 2022;156(3):394-405.

2. Liu Y, Chen H, Tan W, et al. Características clínicas e evolução da infecção por SARS-CoV-2 durante a gravidez. J infectar. Junho de 2021;82(6):e 9-10.

3.Areia AL, Mota-Pinto A. A imunidade durante a gravidez pode influenciar a infecção por SARS-CoV-2? - Uma revisão sistemática. J Reprod Immunol. Novembro de 2020;142:103215 .

4. Jamieson DJ, Rasmussen SA. Uma atualização sobre COVID-19 e gravidez. Sou J Obstet Gynecol. fevereiro 2022;226(2):177-86.

5. Castro P, Matos AP, Werner H, et al. Covid-19 e gravidez: uma visão geral. Rev Bras Ginecol Obstet. julho 2020;42(7):420-6.

6. Birol Ilter P, Prasad S, Berkkan M, et al. Gravidade clínica da infecção por SARS-CoV-2 entre vacinados e não vacinado gravidez durante o Ómicron aceno. Ultrassom Obsteto Ginecol. av 2022;59(4):560-2.

7. Di Martino D, Chiaffarino F, Patanè L, et al. Avaliação de fatores de risco para formas graves de COVID-19 em uma população grávida: uma série clínica da Lombardia, Itália. Int J Gynaecol Obstet. fevereiro 2021;152(2):275-7.

8. Miyamoto M, Perreand E, Mangione M, et al. Modo de Entrega em Pacientes com COVID 19. Sou J. Obsteto Ginecol. Janv 2022;226(1):S 582-3.

9. Desperdício EAN, Reynolds RM, furgão Boeckel Sr, et al. Gravidez e COVID 19. 1 janeiro 2021 ;101(1):303-18.

10. Thompson JL, Nguyen LM, Noble KN, et al. Gravidade da doença relacionada ao COVID-19 na gravidez. Sou J Reprod Immunol. novembro de 2020;84(5):e 13339.

11. Di Guardo F, Di Grazia FM, Di Gregorio LM, et al. Pobre maternoneonatal resultados em pacientes grávidas com infecção confirmada por SARS-Cov-2: análise de 145 casos. Arch Gynecol Obstet. junho 2021;303(6):1483-8.

12. Hantoushzadeh S, Nabavian SM, Soleimani Z, et al. Doença COVID-19 durante a gravidez e o período periparto: uma revisão cardiovascular. Problema atual Cardiol . Janeiro de 2022;47(1):100888.

13. Shi Sim, Wang Sim, Shao C, et al. COVID 19 infecção: o perspectivas sobre imune respostas. A morte celular difere. maio 2020;27(5):1451-4.

14. Nilo SH, Nilo A, Qiu J, et al. COVID-19: Patogênese, tempestade de citocinas e potencial terapêutico dos interferons. Fator de crescimento de citocinas Rev. juin 2020;53:66-70 .

15. Rad HS, Röhl J, Stylianou N, et al. Os efeitos do COVID-19 na placenta durante a gravidez. Imunol frontal. 15 de setembro de 2021 ;12:743022 . doi : 10.3389/fimmu.2021.743022.

16. Bonny V, Maillard A, Mousseaux C, et al. COVID-19: fisiopatologia de uma doença com muitas faces. O Jornal de Medicina Interna. 1º de junho de 2020;41(6):375-89.

17. Leentjens J, van Haaps TF, Wessels PF, et al. Coagulopatia associada à COVID-19 e agentes antitrombóticos – aulas após 1 ano. Lanceta Haematol . Julho 2021;8(7):e 524-33.

18. Volpe N, Luca Schera GB, Dall'Asta A, et al. COVID-19 na gravidez: onde estamos agora? J Perinat Med. 27 de julho de 2021;49(6):637-42.

18. Dong L, Tian J, He S, et al. Possível transmissão vertical de SARS-CoV-2 de uma mãe infectada para seu recém-nascido. JAMA. 12 de maio de 2020;323(18):1846-8.

19. Zeng H, Xu C, Fan J, et al. Anticorpos em bebês nascidos de mães com pneumonia por COVID-19. JAMA. 12 de maio de 2020;323(18):1848-9.

20. Bergmann CC, Silverman RH. COVID-19: Replicação do coronavírus, patogênese e estratégias terapêuticas. Cleve Clin J Med. junho de 2020;87(6):321-327

21. JarrayaA , KammounM , Bouhamed O, et al. Resultados maternos e perinatais na onda Omicron da COVID-19 em comparação com a onda Delta: um estudo observacional multicêntrico . Ital J Gynaecol Obsteto 2023; 35 (3): 397-405. doi : 10.36129/jog.2022.74

22. Kammoun, M., Jarraya , A., Hammemi , F et al. Gravidade da COVID-19 entre não vacinados Mulheres grávidas Durante o Delta Aceno em Tunísia: A Retrospectivo Estudo Monocêntrico. Jornal de Pesquisa e Relatórios de Medicina Interna. SRC/JIMRR-118. DOI: doi . org/10.47363/JIMRR/2022 (1), 118.

23. Jarraya A, Kammoun M, Dammak S, et al. Tratamento da Síndrome de Guillain-Barré associada à COVID-19 em um termo completo Mulher grávida: uma Relato de caso. Diário de Mãe e filho. 2023 1º de junho;27(1):52-4.

24. Lassi ZS, Ana A, Das JK, et al. A sistemático análise e meta-análise de dados sobre mulheres grávidas com COVID-19 confirmada: Apresentação clínica e resultados da gravidez e perinatais com base na gravidade da COVID-19. J Glob Saúde. 30 de junho 2021;11:05018 .

25. Bastos SNMAN, Barbosa BLF, Cruz LGB, et al. Aspectos Clínicos e Obstétricos de Gestantes com COVID-19: Uma Revisão Sistemática. Rev Bras Ginecol Obstet. dezembro 2021;43(12):949-60.

26. Chi J, Gong W, Gao Q. Características clínicas e resultados de mulheres grávidas com COVID-19 e o risco de transmissão vertical: uma revisão sistemática. Arch Gynecol Obstet. 2021;303(2):337-345.

27. Elshafeey F, Magdi R, Hindi N, et al. A revisão sistemática do escopo de COVID-19 durante a gravidez e o parto. Int J Gynaecol Obstet. Julho 2020;150(1):47-52.

28. Vouga M, Favre G, Martinez-Perez O, et al. Resultados maternos e fatores de risco para gravidade da COVID-19 entre mulheres grávidas. Representante Científico, 6 de julho 2021;11:13898 .

29. Alocar J, Fernández S, Bonete M, et al. Clínico manifestações, risco fatores, e materno e perinatal resultados de coronavírus doença 2019 em gravidez: vivendo sistemático análise e meta-análise. BMJ. 1° de setembro de 2020;370:m3320.

30. Tutiya C, Mello F, Chaccur G, et al. Fatores de risco para Covid-19 grave e crítica em gestantes em um único centro no Brasil. O Jornal de Medicina Materno-Fetal e Neonatal. 12 dez 2022;35(25):5389-92.

31. Menezes MO, Takemoto MLS, Nakamura-Pereira M, et al. Fatores de risco para resultados adversos entre grávida e pós-parto mulheres com agudo respiratório sofrimento síndrome devido ao COVID-19 no Brasil. Int J Gynaecol Obstet. dezembro 2020;151(3):415-23.

32. Ko JY, DeSisto CL, Simeone RM, et al. Resultados adversos na gravidez, complicações maternas e doenças graves entre hospitalizações nos EUA com e sem diagnóstico de doença por coronavírus 2019 (COVID-19). Clin Infect Dis. 15 de julho de 2021;73(Suplemento 1):S 24-31.

33. Pierce-Williams RAM, Burd J, Felder L, et al . Curso clínico de coronavírus grave e crítico doença 2019 em hospitalizado gestações: a Unido Estados coorte estudar. Sou J. Obsteto Ginecol MFM. agosto de 2020;2(3):100134.

34. Wu Y, Li H, Guo X, et al. Incidência, fatores de risco e prognóstico de testes bioquímicos hepáticos anormais em pacientes com COVID-19: uma revisão sistemática e meta-análise. Hepatol Int. 24 de julho de 2020;14(5):621-37.

35. Molteni E, Astley CM, Ma W, et al . Sintomas e síndromes associados à infecção por SARS-CoV-2 e gravidade em mulheres grávidas de duas coortes comunitárias. 25 de março de 2021;11(1):6928.

36. Zhu X, Canção B, Shi F, et al. Articulação predição e tempo estimativa de COVID-19 desenvolvendo sintomas graves usando tomografia computadorizada de tórax. Imagem Médica Anal. Janeiro de 2021;67:101824 .

37.Zhang K, Liu X, Shen J, e outros al. Clinicamente Sistema de IA aplicável para preciso Diagnóstico, medidas quantitativas e prognóstico de pneumonia por COVID-19 por meio de tomografia computadorizada. Célula. 11 de junho de 2020;181(6):1423-1433.e11.

38. Wei SQ, Bilodeau-Bertrand M, Liu S, et al . O impacto da COVID-19 nos resultados da gravidez: uma revisão sistemática e meta-análise. CMAJ pode Med Assoc JJ Assoc Medicale Can . 19 de abril de 2021;193(16):E 540-8.

39. Soldavini CM, Di Martino D, Sabattini E, et al . Razão sFlt-1/ PlGF em distúrbios hipertensivos da gravidez em pacientes acometidas por COVID-19. Hipertensão na Gravidez . 2022;27:103 -9.

40. Shanes ED, Mithal LB, Otero S, et al . Patologia Placentária em COVID-19. Sou J Clin Pathol . junho 2020;154(1):23-32.

41. Regitz- Zagrosek V, Roos -Hesselink JW, Bauersachs J, et al . Diretrizes ESC 2018 para o manejo de doenças cardiovasculares durante a gravidez. Eur Heart J. 7 set . 2018;39(34):3165-241.

42. Baracy M, Afzal F, Szpunar SM, et al. Doença por coronavírus 2019 (COVID-19) e o risco de hipertenso distúrbios de gravidez: a retrospectivo coorte estudar. Hipertensos Gravidez. Août 2021;40(3):226-35.

43. Madden N, Emeruwa ONU, Polin M, et al. SARS-CoV-2 e doença hipertensiva na gravidez. Sou J Obsteto Ginecol Mfm . janeiro de 2022;4(1):100496.

44. Jering KS, Claggett BL, Cunningham JW, et al. Clínico Características e resultados de mulheres hospitalizadas que dão à luz com e sem COVID-19. JAMA Estagiário Med. Mai 2021;181(5):714-7.

45. Conde-Agudelo A, Romero R. Infecção por SARS-CoV-2 durante a gravidez e risco de pré-eclâmpsia: uma revisão sistemática e meta-análise. Sou J Obstet Gynecol. Janv 2022;226(1):68- 89.e 3.

46. Jarraya A, Kammoun M, Bouhamed Ó, et al. O impacto de o modo de entrega sobre o prognóstico de mulheres grávidas com COVID-19: um estudo observacional multicêntrico . . Ital J Gynaecol Obsteto 2023; 35 (3): 367-374 doi : 10.36129/jog.2022.72

47. Martin JA, Hamilton BE, Osterman MJ. Nascimentos em os Estados Unidos, 2021. Resumo de dados do NCHS. agosto de 2022;(442):1-8.

48. **Ellington S, Strid P, língua VT, et al.** Características de Mulheres de Reprodutivo Idade com infecção por SARS-CoV-2 confirmada em laboratório por estado de gravidez — Estados Unidos, janeiro 22 a 7 de junho, 2020. Mórbido Mortal Wkly Representante. 26 de junho 2020;69(25):769-75.

49. Zambrano LD, Ellington S, Strid P , et al. Atualizar: Características de Sintomático Mulheres de Reprodutivo Idade com Confirmado em laboratório SARS-CoV-2 Infecção por Gravidez Status

— Estados Unidos, 22 de janeiro a 3 de outubro de 2020. Morb Mortal Wkly Rep . 2020;69(44):1641-7.

50. Madjunkov M, Dviri M , Librach C.A revisão abrangente de o impacto de COVID-19 sobre biologia reprodutiva humana, cuidados com reprodução assistida e gravidez: uma perspectiva canadense. J Ovarian Res. 27 de novembro de 2020;13(1):140.

51. Leung C, Su L, Simões E Silva AC. Melhores cuidados de saúde podem reduzir o risco de morte materna pós-parto hospitalar por COVID-19: evidências do Brasil. Int J Epidemiol. 13 de dezembro 2022;51(6):1733-44.

52. Rahayuwati L, Nurhidayah I, Ekawati R, e outros. Fatores determinantes da contracepção pós-parto entre mulheres durante COVID-19 na província de Java Ocidental, Indonésia. Int J Environ Res Saúde Pública. 28 de janeiro de 2023;20(3):2303.

53. Dashraath P, Nielsen-Saines K, Rimoin A, et al . Varíola dos macacos na gravidez: virologia, apresentação clínica e manejo obstétrico. Sou J Obstet Gynecol. dezembro 2022;227(6):849- 861.e7.

53. Kahankova R, Barnova K, Jaros R, et al . Gravidez na época COVID-19: rumo ao monitoramento fetal 4.0. BMC Gravidez Parto. 16 de janeiro de 2023;23(1):33.

54. Zayyan S, Frize C. COVID-19 na gravidez: uma perspectiva do Reino Unido. Obsteto Med. dezembro 2022;15(4):216-9.

55. Ramos A, Joaquin C, Ros M, e outros. Impacto da COVID-19 sobre nutricional situação durante a primeira onda da pandemia. Clin Nutr Edinb Scotl . dezembro 2022;41(12):3032-7.

56. Yan J, Guo J, Ventilador C, et al . Coronavírus doença 2019 em mulheres grávidas: um relatório baseado em 116 casos. Sou J Obstet Gynecol. Julho 2020;223(1):111.e 1- 111.e14.

57. Gurol-Urganci I, Jardine JE, Carroll F, e outros. Resultados maternos e perinatais de mulheres grávidas com infecção por SARS-CoV-2 no momento do nascimento na Inglaterra: estudo de coorte nacional. Sou J Obstet Gynecol. novembro de 2021;225(5):522.e 1-522.e11.

58. Ahlberg M, Neovius M, Saltvedt S, et al . Associação de status de teste SARS-CoV-2 e resultados de gravidez.
JAMA. 3 novembro 2020;324(17):1782-5.

59. Delahoy MJ, Whitaker M, O'Halloran A, et al. Características e resultados maternos e de nascimento de mulheres grávidas hospitalizadas com COVID-19 confirmado em laboratório — COVID-NET, 13 estados, 1º de março a 22 de agosto de 2020. Morb Mortal Wkly Rep. .

60. Vergara-Merino EU, Meza N, et al. Materno e perinatal resultados relacionado para COVID-19 e gravidez: Uma visão geral das revisões sistemáticas. Acta obsteta Ginecol Scand. Juil 2021;100(7):1200-18.

61. Vousden N, Bunch K, Morris E, et al. A incidência, características e resultados de mulheres grávidas hospitalizadas com infecção sintomática e assintomática por SARS-CoV-2 no Reino Unido de março a setembro de 2020: Um estudo de coorte nacional utilizando o Sistema de Vigilância Obstétrica do Reino Unido (UKOSS). PLoS UM. 5 de maio de 2021;16(5):e 0251123.

62. Lye P, Dunk CE, Zhang J, et al. ACE2 é expresso em Células imunológicas que infiltram a placenta no nascimento prematuro associado a infecções. Células. 8 de julho de 2021;10(7):1724.

63. Al- Kuraishy Olá, Al- Gareeb IA, Albezrah NKA, et al . Gravidez e COVID 19: alto ou baixo risco de transmissão vertical. Clin Exp Med. 17 de outubro de 2022;1-11.

64. Garcia-Flores V, Romero R, Xu Sim, et al. Materno-Fetal Imune Respostas em Mulheres grávidas infectadas com SARS-CoV-2. Res Quad. 31 de março de 2021;rs.3.rs -362886.

65. Öcal DF, Öztürk FH, Şenel SA, et al. A influência da pandemia de COVID-19 na morte fetal intrauterina e na possível transmissão vertical do SARS-CoV-2. Taiwan J Obstet Gynecol. Nov 2022;61(6):1021-6.

66- Simsek Y, Ciplak B, Songur S, et al. Materno e fetal resultados de COVID-19, SARS e MERS: uma revisão narrativa sobre o conhecimento atual. Eur Rev Med Pharmacol Sci. setembro de 2020;24(18):9748-52.

67- Giuliani F, Deantoni S, Papageorghiou AT . Vaginal versus cesárea entrega para COVID-19 na gravidez. Sou J Obstet Gynecol. março 2023;228(3):358-9.

68- Prabhu M, Cagino K, Matthews KC, et al. Resultados da gravidez e do pós-parto de forma universal população testada para SARS-CoV-2 Em Nova Iórque Cidade: um estudo de coorte prospectivo. BJOG Int J Obsteto Ginecol . novembro de 2020;127(12):1548-56.

69- Metz TD, Clifton RG, Hughes BL, et al. Gravidade da doença e resultados perinatais de pacientes grávidas com doença por coronavírus 2019 (COVID-19). Obsteto Ginecol. Avr 2021;137(4):571-80.

70. Fatnic E, Blanco NL, Cobiletchi R, et al . Preditores de resultados e progresso do paciente após entrega em grávida e pós-parto pacientes com forte COVID 19 pneumonite em unidades de terapia intensiva em Israel (OB-COVICU): um estudo de coorte nacional. Lancet Respir Med. Junho 2023;11(6):520-9.

71. González-Castro A, Martos Benítez FD, Fernández-Rodríguez A, e

outros. [Validação do P/ FPe índice em para coorte de pacientes com ARDS secundário para SARS-CoV-2]. Médio Intensivo. Julho 2023;47(7):413-5.

72. Zhang J, Dor Q, Zhou T, et al . Risco fatores para agudo rim ferida em COVID 19 pacientes: uma revisão sistemática atualizada e meta-análise. Ren falha. dezembro de 2023;45(1):2170809.

73. Bellanti F, Kasperczyk S, Kasperczyk A, et al. Alteração de circulando redox equilíbrio na síndrome do desconforto respiratório agudo induzida pela doença por coronavírus 19. Terapia Intensiva J. 5 de julho 2023;11(1):30.

74.Cavaillon JM. Durante a sepse e a COVID-19, as respostas pró-inflamatórias e antiinflamatórias são concomitantes. Clin Rev Allergy Immunol. 3 de julho de 2023;

75. van Dam M, van Hamersvelt H, Schoonhoven L, et al. Supervisão clínica sob pressão: um estudo qualitativo entre profissionais de saúde que trabalham na UTI durante a COVID-19. Med Educ Online. dezembro de 2023;28(1):2231614.

76. Serafini A, Palandri L, Kurotschka PK, et al . Os efeitos das estratégias de monitorização dos cuidados primários na hospitalização e mortalidade relacionadas com a COVID-19: uma revisão retrospetiva de registos médicos eletrónicos numa província do norte de Itália, o estudo MAGMA. Eur J Gen Pract . Dezembro 2023;29(2):2186395.

77. Theiler RN, Wick M, Mehta R, et al . Gravidez e resultados do nascimento após a vacinação contra SARS-CoV-2 durante a gravidez. Sou J Obsteto Ginecol MFM. novembro de 2021;3(6):100467.

78. Adhikari EH, Spong CY. Compreendendo a morbidade obstétrica aguda associada às variantes do SARS-CoV-2 – desembrulhando as camadas de uma cebola. Rede JAMA aberta. 1º de agosto 2022;5(8):e 2226444.

79. Mahajan NN, Kesarwani S, Kumbhar P, et al. Aumentou risco de início precoce pré-eclâmpsia em gestantes com COVID-19. Gravidez hipertensa . dezembro de 2023;42(1):2187630.

80. Celewicz A, Celewicz M, Michalczyk M, et al. SARS-CoV-2 infecção como um fator de risco de pré-eclâmpsia e parto prematuro. Uma interação entre infecção viral, imunidade específica da gravidez mudança e endotelial disfunção poderia liderar para negativo gravidez resultados. Ana Med. dezembro de 2023;55(1):2197289.

81. Ma Y, Deng J, Liu Q, et al. Eficácia e segurança da vacina COVID-19 entre mulheres grávidas em estudos do mundo real: uma Revisão Sistemática e Metanálise. Vacinas. 6 de fevereiro de 2022;10(2):246.

82. Galanis P, Vraka I, Siskou O, et al. Absorção de vacinas COVID-19 entre mulheres grávidas: uma revisão sistemática e meta-análise. Vacinas. 12 de maio de 2022;10(5):766.

83. Taylor MM, Kobeissi L, Kim C, et al. Inclusão de mulheres grávidas em ensaios de tratamento da COVID-19: uma revisão e um apelo global à ação. Lanceta Glob Saúde. março 2021;9(3):e 366-71.

84. Jamieson DJ, Rasmussen SA . Uma atualização sobre COVID-19 e gravidez. Sou J Obstet Gynecol. 1 de fevereiro de 2022;226(2):177-86.

85. Sadarangani M, Soe P, Shulha HP, et al. Segurança de Vacinas COVID-19 na gravidez: um estudo de coorte da rede Canadian National Vaccine Safety (CANVAS). Lanceta Infect Dis. 11 de agosto 2022;S 1473-3099(22)00426-1.

86. Peretz- Machluf R, Hirsh-Yechezkel G, Zaslavsky-Paltiel EU, et al. Obstétrica e Resultados neonatais após vacinação contra COVID-19 durante a gravidez. J Clin Med. 30 de abril 2022;11(9):2540.

87. Morgan JA, Biggio JR, Martin JK, et al. Resultados maternos após doenças respiratórias agudas graves Síndrome Coronavírus 2 (SARS-CoV-2) Infecção em Vacinado Comparado com pacientes grávidas não vacinadas. Obsteto Ginecol. 1º de janeiro de 2022;139(1):107-9.

88. Birol Ilter P, Prasad S, Berkkan M, et al. Gravidade clínica da infecção por SARS-CoV-2 entre vacinados e não vacinado gravidez durante o Ómicron aceno. Ultrassom Obsteto Ginecol. av 2022;59(4):560-2.

89. Wang PH, Lee WL, Yang ST, et al. O impacto da COVID-19 na gravidez:

Parte II. Vacinação para gestantes. J Chin Med Assoc JCMA. 1º de outubro de 2021;84(10):903-10.

90. Prasad S, Kalafat E, Blakeway H, et al. Revisão sistemática e meta-análise da eficácia e dos resultados perinatais da vacinação contra a COVID-19 na gravidez. Nat Comun . 10 de maio de 2022;13(1):2414.

91. Bem MC, Bittencourt M de C, Cavaleiro P. Vacinação pós-SARS-CoV-2 diminuição de anticorpos específicos : vamos ver a perspectiva do copo meio cheio. J infectar. 1º de janeiro 2022;84(1):94-118.

92. Suthar MS, Arunachalam PS, Hu M, et al. Durabilidade das respostas imunes à vacina de mRNA BNT162b2. Med. 14 de janeiro de 2022;3(1):25-7.

93. Jarraya A, Kammoun M, Amouri S, et al. Impacto da vacinação COVID-19 entre mulheres grávidas que necessitam de internação hospitalar: pesquisa observacional prospectiva . . Ital J Gynaecol Obstet. 2023; 35 (2): 211-218. doi : 10.36129/jog.2022.53

94. Theiler RN, Wick M, Mehta R, et al. Resultados da gravidez e do nascimento após vacinação contra SARS-CoV-2 na gravidez. Sou J Obsteto Ginecol Mfm . novembro de 2021;3(6):100467.

95. Adhikari EH, MacDonald L, SoRelle JA, et al. Casos de COVID-19 e gravidade da doença na gravidez e positividade neonatal associada à predominância das variantes Delta (B.1.617.2) e Omicron (B.1.1.529). JAMA. 19 abr 2022;327(15):1500-2.

96. Eid J, Abdelwahab M, Caplan M, et al. Aumento das necessidades de oxigênio e gravidade da doença em gestantes com a variante Delta do SARS-CoV-2. Sou J Obsteto Ginecol Mfm . maio de 2022;4(3):100612.

97. Kim H, Kim HS, Kim HM, et al. Impacto da vacinação e da variante omicron na gravidade da COVID-19 em gestantes. Sou J Controle de Infecções. 31 de julho 2022;S 0196-6553 (22)00592-2.

98. Piekos SN, Hwang sim, Roper TR, et al . O efeito de COVID 19 vacinação e reforço nos resultados materno-fetais: um estudo de coorte multicêntrico retrospectivo. MedRxiv Prepr Serv Health Sci. 18 de agosto de 2022;2022.08.12.22278727.

99. Conde-Agudelo A, Romero R. Infecção por SARS-CoV-2 durante a gravidez e risco de pré-eclâmpsia: uma revisão sistemática e meta-análise. Sou J Obstet Gynecol. Janv 2022;226(1):68- 89.e 3.

100. Ah Glele LS, Simon E, Bouit C, et al. Associação entre infecção por SARS-Cov-2 durante a gravidez e resultados adversos da gravidez: A reanálise de os dados relatado por Wei et al. (2021). Infecte Dis agora. maio 2022;52(3):123-8.

101. Papageorghiou NO, Deruelle P, Gunier R.B., et al . Pré-eclâmpsia e COVID 19: resultados do estudo prospectivo longitudinal INTERCOVID. Sou J Obstet Gynecol. setembro de 2021;225(3):289.e 1-289.e17.

102. Villar J, Ariff S, Gunier RB, et al. Morbidade e mortalidade materna e neonatal entre mulheres grávidas com e sem infecção por COVID-19: o estudo de coorte multinacional INTERCOVID. JAMA Pediatr . 1º de agosto de 2021;175(8):817-26.

103. Wei SQ, Bilodeau-Bertrand M, Liu S, Auger N. Impacto do COVID-19 nos resultados da gravidez: revisão sistemática e meta-análise. CMAJ Can Med Assoc J. 31 de maio de 2021;193(22):E 813-22.

104. Blakeway H, Prasad S, Kalafat E, et al. Vacinação COVID-19 durante a gravidez: cobertura e segurança. Sou J Obstet Gynecol. fevereiro de 2022;226(2):236.e 1-236.e14.

105. Bookstein Peretz S, Regev N, Novick L e al. Curto prazo resultado de mulheres grávidas vacinadas com a vacina BNT162b2 mRNA COVID-19. Ultrassonografia obstétrica Ginecol Off J Int Soc Ultrassom Obstet Gynecol. Set 2021;58(3):450-6.

106. Yip TCF, Lui GCY, Wong VWS, et al. A lesão hepática está independentemente associada a resultados clínicos adversos em pacientes com COVID-19. Intestino. 1º de abril de 2021;70(4):733-42.

107. Wei SQ, Bilodeau-Bertrand M, Liu S, et al. O impacto da COVID-19 nos resultados da gravidez: uma revisão sistemática e meta-análise. CMAJ Can Med Assoc J. 19 abr 2021;193(16):E 540-8.

108. Debrabandere ML, Farabaugh DC, Giordano C.A. Análise sobre Modo de Entrega durante o COVID-19 entre dezembro de 2019 e abril de 2020. Am J Perinatol . 2021;332-41.

109. Smith V, SEO D, Verrucoso R, et al. Materno e neonatal resultados associado com Infecção por COVID-19: Uma revisão sistemática. PloS Um. 2020;15(6):e 0234187.

110. **Zaigham M, Anderson O.** Materno e perinatal resultados com COVID-19: Uma revisão sistemática de 108 gestações. Acta obsteta Ginecol Scand. Julho 2020;99(7):823-9.

111. Chen L, Li Q, Zheng D, et al. Características Clínicas de Mulheres grávidas com Covid-19 em Wuhan, China. N Engl J Med. 18 de junho de 2020;382(25):e 100.

112. Cai J, Tang M, Gao Y, et al. Cesariana ou Vaginal Entrega para prevenir uma possível transmissão vertical de uma mãe grávida com confirmação de COVID-19 para um recém-nascido: uma revisão sistemática. Frente Med. 17 de fevereiro 2021;8:634949 .

113. Eleje GU, Ugwu EO, Enebe JT, et al. Taxa e resultados de cesarianas durante e antes da primeira onda da pandemia de COVID-19. SAGE Open Med. 23 de março de 2022;10:20503121221085452 .

114. Caiu BD, Dinsa T, Alton GD, et al. Associação de COVID 19 Vacinação em Gravidez com resultados adversos no periparto. JAMA. 19 av 2022;327(15):1478-87.

115. Jarraya A, Zghal J, Abidi S, et al. Morfina subaracnóidea versus bloqueios TAP para melhor recuperação depois cesariana seção entrega: A randomizado controlada julgamento. Anaesth Crit Care Pain Med. Dezembro 2016;35(6):391-3.

116. Qi H, Luo X, Zhen Sim, et al. Seguro entrega para gravidez afetado por COVID 19. BJOG Int J Obsteto Ginecol . Julho 2020;127(8):927-9.

117. Jarraya A, Choura D, Mejdoub Y, et al. Novos preditores de intubação difícil em pacientes obstétricas: um estudo observacional prospectivo. presta em Anestesia e Cuidados Críticos. 2019;24: 22-25.

118. Sandália J, Tribo RM, Avery EU, et al. Curto prazo e a longo prazo efeitos de cesariana secção sobre a saúde das mulheres e das crianças. Lancet Lond Engl. 13 de outubro de 2018;392(10155):1349-57.

119. Sharma S, Dhakal EU. Cesariana contra Vaginal Entrega : Um Institucional Experiência. JNMA J Nepal Med Assoc. fevereiro 2018;56(209):535-9.

120. Havers FP, Patel K, Whitaker M, et al . Hospitalizações associadas à COVID-19 confirmadas em laboratório entre adultos durante SARS-CoV-2 Omicron BA.2 Predominância de variantes - Rede de vigilância de hospitalização associada à COVID-19, 14 estados, 20 de junho de 2021 a 31 de maio de 2022. MMWR Morb Mortal Wkly Rep .

121. Whittaker R, Bråthen Kristofferson A, Valcarcel Salamanca B, et al . Tempo de internação hospitalar e risco de internação em terapia intensiva e morte hospitalar entre pacientes com COVID-19 na Noruega: um estudo de coorte baseado em registro comparando pacientes totalmente vacinados com um mRNA vacina para não vacinado pacientes. Clin Microbiol Infectar Desligado Publicar EUR Social Clin Microbiol Infect Dis. junho 2022;28(6):871-8.

122. Estoque SJ, Carruthers J, Calvert C, et al. Infecção por SARS-CoV-2 e taxas de vacinação COVID-19 em mulheres grávidas na Escócia. Nat Med. março 2022;28(3):504-12.

123. Engjom H, furgão covil Akker T, Aabakke A, et al. Forte COVID 19 em gravidez está quase exclusivamente limitado às mulheres não vacinadas - é hora de as políticas mudarem. Lancet Reg Saúde Eur. fevereiro 2022;13:100313 .

124. Carr EJ, Wu M, Harvey R, et al. Ómicron neutralizante anticorpos depois Vacinação COVID-19 em pacientes em hemodiálise . Lancet Lond Engl. 2022;399(10327):800-2.

125. Cheng SMS, Mok CKP, Leung YWY, et al. Anticorpos neutralizantes contra o Variante BA.1 do SARS-CoV-2 Omicron após vacinação homóloga e heteróloga com CoronaVac ou BNT162b2. Nat Med. março 2022;28(3):486-9.

126. Jarraya A, Kammoun M, Kanoun M, et al. A vacinação contra a COVID-19 ainda tem um papel nos resultados maternos e perinatais durante a era Omicron? Um estudo observacional multicêntrico . . Ital J Gynaecol Obstet 2023;35 (4): 433-441. doi : 10.36129/jog.2022.85

127. Chotpitayasunondh T, Fischer TK, Heraud J, et al . Gripe e COVID-19: O que significa coexistência? Influenza Outros vírus respiratórios. maio 2021;15(3):407-12.

128. Bolze A, Basler T, White S , et al. Evidência de co-infecções e recombinação de SARSCoV-2 Delta e Omicron. Med NYN. 9 de dezembro de 2022;3(12):848-859.e4.

129. Popovic M. Variedade guerras 3: Diferenças em infecciosidade e patogenicidade entre As cepas Delta e Omicron de SARS-CoV-2 podem ser explicadas por parâmetros termodinâmicos e cinéticos de ligação e crescimento. Análise de risco microbiano . dezembro 2022;22:100217 .

130. Fan Y, Li X, Zhang L, et al. SARS-CoV-2 Variante Omicron: progressos recentes e perspectivas futuras. Alvo de transdução de sinal Ther. 28 de abril de 2022;7(1):1-11.

131. Califano G, Gragnano E. Vida Depois COVID 19: consiga seu unidade pronta. italiano J. Ginecol Obstet. setembro de 2022;35(2):133-135.

132. Kammoun M, Jarraya A, Ellouze Y, et al. O impacto da vacinação de reforço contra a COVID-19 na gravidez atual durante as ondas Omicron nos resultados maternos e perinatais: um estudo multicêntrico observacional estudar . . italiano J. Ginecol Obsteto. 2023; 35 (4): 550-559. doi :

10.36129/jog.2023.100

133. Garg EU, Shekhar R, Xeque AB, Amigo S. COVID 19 Vacina em Grávida e Mulheres Lactantes: Uma Revisão das Evidências Existentes e Diretrizes Práticas. Infect Dis Rep. 31 de julho 2021;13(3):685-99.

134. Halasa NB, Olson SM, Staat MA, et al . Vacinação Materna e Risco de Hospitalização para COVID-19 entre Bebês. N Inglês J. Med. 14 Juil 2022;387(2):109-19.

135. , Gale C, Dimitriades VR, Lakshminrusimha S. Inflamatório multissistêmico síndrome em crianças (MIS-C) e neonatos (MIS-N) associado com COVID-19: optimizando a definição e a gestão. Pediatr Res. maio 2023;93(6):1499- 508.

136. **Piekos SN, Preço ND, Hood L, Hadlock JJ.** O impacto da infecção materna por SARS-CoV-2 e COVID 19 vacinação sobre materno-fetal resultados. Reproduzir Toxicol Elmsford N. dezembro 2022;114:33 - 43.

137. Olearo F, Radmanesh LS, Felber N, et al. Anticorpos anti-SRA-CoV-2 no leite materno durante a lactação depois da infecção ou vacinação: A coorte estudar. J. Reproduzir Imunol. 1 setembro de 2022;153:103685 .

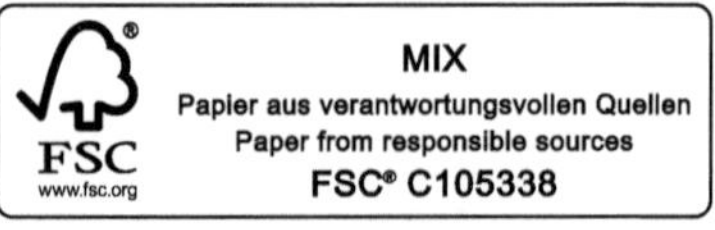

Printed by Books on Demand GmbH, Norderstedt / Germany